Charly Gaul, Andreas Totzeck, Anja Nicpon,
Hans-Christoph Diener

Patientenratgeber Kopfschmerzen und Migräne

Charly Gaul, Andreas Totzeck, Anja Nicpon,
Hans-Christoph Diener

Patientenratgeber Kopfschmerzen und Migräne

3., überarbeitete und erweiterte Auflage

ABW · Wissenschaftsverlag

ABW Wissenschaftsverlag GmbH
Altensteinstraße 42
D-14195 Berlin
www.abw-verlag.de

Priv.-Doz. Dr. med. Charly Gaul
Chefarzt der Migräne- und Kopfschmerzklinik Königstein
Ölmühlweg 31
D-61462 Königstein im Taunus

Bibliografische Information der Deutschen Bibliothek Die Deutsche Bibliothek verzeichnet diese Publikation in der Deutschen Nationalbibliografie; detaillierte bibliografische Daten sind im Internet über http://d-nb.de abrufbar.

Einbandgestaltung: brandnewdesign, Hamburg
Satz und Layout: Jung Crossmedia Publishing GmbH, Lahnau
Druck und Bindung: Media-Print Informationstechnologie, Paderborn

ISBN 978-3-940615-53-4

Printed in Germany P160003

Inhaltsverzeichnis

Vorwort zur 3. Auflage

Kopfschmerzen hat doch jeder?

Kopfschmerzen gehören zu den häufigsten Beschwerden, wegen denen Ärzte aufgesucht werden. Fragen Sie in Ihrer Familie oder im Bekanntenkreis nach und Sie werden bemerken, wie viele Menschen von Kopfschmerzen betroffen sind.
Unter den Kopfschmerzen, die Betroffene zum Arzt führen, steht an erster Stelle die Migräne. An ihr leiden ca. 10–15 % der Bevölkerung. Der Kopfschmerz vom Spannungstyp ist noch deutlich häufiger, andere Kopfschmerzerkrankungen seltener.
Kopfschmerzen beeinträchtigen den Tagesablauf, die Schmerzen stören im privaten und beruflichen Umfeld, Übelkeit, Licht- und Geräuschempfindlichkeit sind bei der Migräne weitere unangenehme Begleiterscheinungen. Viele Betroffene erleben, dass häufige Kopfschmerzen ihr Leben bestimmen und sie nur noch eingeschränkt an sozialen Aktivitäten teilnehmen können. Aus Sicht der Gesellschaft stellen hohe Kosten im Gesundheitssystem durch notwendige Arztbesuche, Medikamente und Fehlzeiten am Arbeitsplatz oder vorzeitige Berentung ein Problem dar.
Im Laufe unserer klinischen Tätigkeit und der Betreuung von Tausenden von Kopfschmerzpatienten haben wir gelernt, dass es häufig an verständlichen Informationen für unsere Patienten mangelt. Deshalb wollen wir Ihnen eine Übersicht über Migräne und andere Kopfschmerzerkrankungen geben. Sie sollen die Erkrankung kennenlernen, um mit ihr besser umgehen zu können. Darüber hinaus werden besondere Therapiesituationen, wie die Migräne bei Kindern und in der Schwangerschaft, erläutert und einige seltenere Kopfschmerzformen, wie der Clusterkopfschmerz, vorgestellt. Die Aufklärung des Betroffenen über seine Krankheit sowie entsprechende Behandlungsoptionen sind die Basis für eine effiziente Kopf-

schmerzbehandlung sowie ein gutes Arzt-Patient-Verhältnis. Wir informieren Sie über die geeignete Akutbehandlung von Kopfschmerzattacken und über medikamentöse und nichtmedikamentöse vorbeugende Maßnahmen. Nutzen Sie die Effekte von Medikation, psychologischen Verfahren und Sport. Die Kombination dieser Verfahren ist der Wirksamkeit der einzelnen Behandlungsmaßnahme überlegen. Viele dieser Verfahren werden im Abschnitt zur Migräne erläutert, können aber beim Kopfschmerz vom Spannungstyp genauso wirksam sein.

Es freut uns, dass dieser Patientenratgeber in seinen ersten beiden Auflagen so positiv aufgenommen wurde, dass wir nun eine erneute Aktualisierung für die 3. Auflage vornehmen konnten. Neue Therapien und Erkenntnisse zur Neurostimulation wurden aufgenommen, Angaben zu Medikamenten aktualisiert und neue Abbildungen eingefügt. Zu danken ist Frau Breter, Psychologin in der Migräne- und Kopfschmerzklinik in Königstein, die das Kapitel zur Psychologie überarbeitet hat.

Wir danken allen Patienten und Kollegen, die uns auf kleine Fehler und Lücken aufmerksam gemacht und Vorschläge zur Verbesserung eingebracht haben.

Werden Sie selbst zum Fachmann oder zur Fachfrau für Ihre Kopfschmerzerkrankung und gehen Sie den Schmerz auch mithilfe dieses Ratgebers erfolgreich an!

Charly Gaul
Andreas Totzeck
Anja Nicpon
Hans-Christoph Diener

Königstein und Essen 2016

Autorenverzeichnis

Priv.-Doz. Dr. med. Charly Gaul

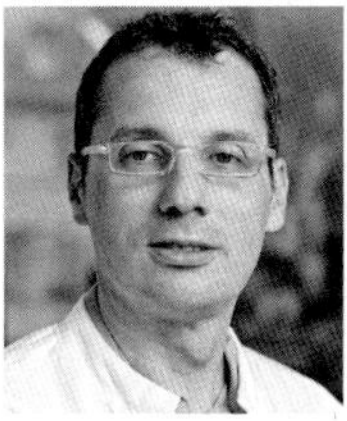

Facharzt für Neurologie, Spezielle Schmerztherapie
Chefarzt der Migräne- und Kopfschmerzklinik Königstein
Ölmühlweg 31
61462 Königstein im Taunus
Langjährige Erfahrung in der Behandlung von Kopfschmerzen. Wissenschaftliche Spezialisierung auf dem Gebiet der Kopfschmerzerkrankungen und ihrer Behandlung.

Dr. med. Andreas Totzeck

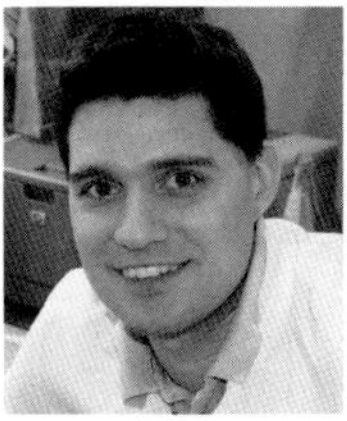

Facharzt für Neurologie
Klinik für Neurologie, Universitätsklinikum Essen
Universitätsklinikum Essen
Hufelandstraße 55
45147 Essen
Langjährige Erfahrung in der Behandlung von Kopfschmerzpatienten.

Dipl.-Psych. Anja Nicpon

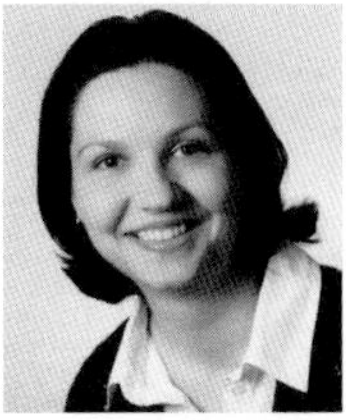

Psychologische Psychotherapeutin im Westdeutschen Kopfschmerzzentrum des Universitätsklinikums Essen
Hufelandstraße 26
45147 Essen
Langjährige Erfahrung in der psychologischen Betreuung und Schulung von Kopfschmerzpatienten.

Prof. Dr. med. Hans-Christoph Diener

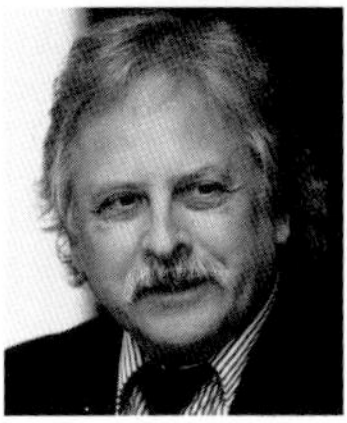

Seniorprofessor für klinische Neurowissenschaften
Facharzt für Neurologie, Spezielle Schmerztherapie
Klinik für Neurologie, Universitätsklinikum Essen
Hufelandstraße 55
45147 Essen
Gründer des Westdeutschen Kopfschmerzzentrums des Universitätsklinikums Essen, international anerkannter Kopfschmerzexperte, Leiter vieler klinischer Studien. Langjährige Erfahrung in der Betreuung und Schulung von Kopfschmerzpatienten.

Diagnose Kopfschmerzen

Warum habe ich Kopfschmerzen?

Ist jeder betroffen?
Welche Konsequenzen hat das für mich?
Muss ich gleich das Schlimmste fürchten?

Kopfschmerzen sind ein häufiger Grund, Ärzte aufzusuchen. Wenn man nach der Häufigkeit von Kopfschmerzen in der Bevölkerung fragt, stellt man fest, dass 90 % aller Menschen angeben, im zurückliegenden Jahr einmal oder häufiger an Kopfschmerzen gelitten zu haben. Keineswegs sind all diese Kopfschmerzen behandlungsbedürftig oder bedenklich. „Gelegentlich Kopfschmerzen hat doch jeder mal", diesem Satz würde ein Großteil der Bevölkerung zustimmen. Werden die Kopfschmerzen jedoch stärker und die Attacken immer häufiger, dann nehmen die Einschränkungen im Alltag zu. Die häufigen Schmerzen werden zum Problem für die Betroffenen. Sie fragen sich und ihren Arzt: „Warum leide ich an Kopfschmerzen"? Verständlicherweise haben Betroffene mit häufigen Kopfschmerzen die Sorge, dass sich eine ernsthafte andere Erkrankung hinter diesen Kopfschmerzen verbirgt. Die Mehrzahl der Kopfschmerzerkrankungen gehört zu den primären Kopfschmerzkrankheiten. Hinter einem primären Kopfschmerz verbirgt sich nach heutigem Verständnis keine Ursache. Hirntumoren, Hirnhautentzündungen und Gefäßerkrankungen sind eher seltene Gründe für Kopfschmerzen. Durch ein ausführliches ärztliches Gespräch und eine körperliche Untersuchung lassen sich in den meisten Fällen schlimme Kopfschmerzursachen – die ohnehin selten sind – ausschließen. Von den Ursachen unterschieden werden die Auslöser oder Trigger, die das Auftreten einer Kopfschmerzattacke bei einem Kopfschmerzpatienten begünstigen können.

Kopfschmerz: Krankheit oder Symptom?

Kopfschmerzen sind bei über 90 % der Betroffenen ein Symptom (Krankheitszeichen), das nicht Folge einer anderen Erkrankung ist. Diese Kopfschmerzerkrankungen werden als primäre Kopfschmerzen bezeichnet. Zu den primären Kopfschmerzerkrankungen gehören als die häufigsten der Kopfschmerz vom Spannungstyp und die Migräne sowie eine Reihe seltener Kopfschmerzarten.
Kopfschmerzen können jedoch auch Symptom oder Folge einer anderen Erkrankung sein. Diese Kopfschmerzerkrankungen werden dann als sekundäre Kopfschmerzen bezeichnet. Beispielsweise kann ein grippaler Infekt eine harmlose Kopfschmerzursache sein, eine Hirnhautentzündung hingegen eine schwerwiegende Ursache. Es müssen dann gezielte ergänzende Untersuchungen durchgeführt werden, um diese Ursachen aufzudecken und anschließend gezielt behandeln zu können.

Kopfschmerz oder Migräne?

Migräne ist eine der häufigen Kopfschmerzarten: Die Migräne ist mehr als nur ein Kopfschmerz. Zu den Kopfschmerzen kommen Begleitsymptome wie Übelkeit, Licht- und Geräuschempfindlichkeit. Die weit verbreitete Ansicht, leichte Kopfschmerzen seien eben „Kopfschmerzen" und starke Kopfschmerzen seien „Migräne", ist unsinnig.

Wie kommt es zu Kopfschmerzen?

Es ist nicht einfach, die Entstehung von Kopfschmerzen zu erklären. Für einen Teil der Kopfschmerzerkrankungen ist die Entstehung des Schmerzes selbst gut verstanden, bei anderen Erkrankungen reichen unsere derzeitigen Kenntnisse noch nicht aus. Das Gehirn selbst ist nicht schmerzempfindlich. Deshalb ist es möglich, Patienten bei Operationen am Gehirn aus der Narkose aufwachen zu lassen, um Untersuchungen vorzunehmen, ohne dass diese dabei wesentlich unter Schmerzen leiden. Schmerzempfindlich sind die Hirnhäute, die das Gehirn umgeben. Diese werden von Nervenendigungen des Gesichtsnervs (Nervus trigeminus) versorgt. Bei einem Migräneanfall kommt es zur Ausschüttung von Botenstoffen (Neurotransmittern) an den Nervenendigungen des Nervus trigeminus und an den kleinen Gefäßen der Hirnhaut. Dadurch wird der Schmerz überhaupt erst wahrnehmbar. Der bedeutsamste dieser Botenstoffe heißt CGRP (Calcitonin Gene-Related Peptide). Untersuchungen zeigten, dass dieser Botenstoff im Blut bei bestimmten Kopfschmerzerkrankungen rasch ansteigt. Bei einer Hirnhautentzündung kommt es durch den Entzündungsreiz auf den Hirnhäuten ebenfalls zur Schmerzwahrnehmung. Hirntumoren verursachen häufig erst dann Kopfschmerzen, wenn der Druck im Innenraum des Schädels ansteigt. Für sehr viele Kopfschmerzerkrankungen sind die exakten Mechanismen der Kopfschmerzentstehung jedoch nicht geklärt.

Welche Informationen sind für die Diagnose notwendig?

Genaue Beschreibung des Schmerzes
Welche Begleiterscheinungen treten auf?
Zeitlicher Verlauf
An was muss noch gedacht werden?
Kopfschmerztagebuch

Im ärztlichen Gespräch, der Erhebung der Vorgeschichte und der genauen Beschwerden (Anamnese), werden Sie gebeten, den Schmerz zu beschreiben. Ein Kopfschmerz kann als dumpf-drückend wahrgenommen werden (dies ist eine typische Schmerzschilderung bei Kopfschmerzen vom Spannungstyp) oder als pulsierend-pochend (dies eine typische Schmerzbeschreibung bei Migräne). Kopf- und Gesichtsschmerzen können sich auch elektrisierend („wie ein Strom-

schlag") über das Gesicht oder den Kopf ausbreiten. Dies ist der Fall bei einer Trigeminusneuralgie. Aus der Beschreibung des wahrgenommenen Schmerzes ergeben sich die ersten Hinweise auf die Diagnose. Eine andere als die typische Schmerzbeschreibung schließt eine Diagnose jedoch nicht aus. So ist es z. B. auch möglich, dass ein Betroffener, der an einer Migräne leidet, diesen Schmerz nicht als pulsierend, sondern als dumpf-drückend wahrnimmt.
Wichtig ist, dass Sie die Begleiterscheinungen zu Ihrem Kopfschmerz schildern. Im Migräneanfall sind Abgeschlagenheit, Übelkeit, Licht- und Geräusch-, manchmal auch Geruchsempfindlichkeit typisch. Kopfschmerzattacken eines Clusterkopfschmerzes gehen meist mit einem Tränen des Auges, einer Augenrötung und Nasenlaufen einher. Die Angaben zu diesen Begleiterscheinungen sind notwendig, um die korrekte Kopfschmerzdiagnose stellen zu können.
Viele Kopfschmerzerkrankungen werden bei der Zuordnung der exakten Diagnose auch durch ihren Zeitverlauf charakterisiert. Migräneattacken bei Erwachsenen dauern typischerweise zwischen einem halben und drei Tagen an. Bei Kindern sind die Kopfschmerzattacken meist kürzer. Clusterkopfschmerzattacken dauern durchschnittlich 90 Minuten an. Die Attacken einer Trigeminusneuralgie halten nur Sekunden an, treten dafür vielfach am Tag auf. Es ist also sehr wichtig für den Arzt, dem Sie Ihre Kopfschmerzen schildern, etwas über den Zeitverlauf der Kopfschmerzattacken sowie das Auftreten im Verlauf des Tages (z. B. überwiegend nächtlicher Kopfschmerz) berichten zu können.
Sie erleichtern dem behandelnden Arzt die Arbeit sehr, wenn Sie genau berichten können, welche Medikamente Sie zur Behandlung Ihrer Kopfschmerzen bereits eingenommen haben. Am besten notieren Sie vor dem Arztbesuch den Namen und/oder den Wirkstoff des Medikamentes sowie die eingenommene Dosierung und ob dieses Medikament Ihre Kopfschmerzen lindern konnte oder nicht. Sinnvoll ist es, zur ärztlichen Vorstellung alle Voruntersuchungsbefunde (z. B. die Kernspintomographie des Schädels oder eine Computertomographie) bereits mitzubringen. Nicht nur die Vorgeschichte Ihrer Kopfschmerzerkrankung ist bei der Einordnung Ihrer Beschwerden wichtig, auch die übrige eingenommene Medikation oder Vorer-

krankungen (Bluthochdruck, Zuckererkrankung) sollten Sie berichten können.
Um Regelmäßigkeiten im Auftreten Ihrer Kopfschmerzen erkennen und Ihre persönliche Beeinträchtigung durch die Kopfschmerzen besser abschätzen zu können, ist es außerordentlich hilfreich, wenn Sie vorab ein Kopfschmerztagebuch führen. Wenn die Kopfschmerzen über einige Wochen aufgezeichnet werden, kann man auf einen Blick erkennen, ob Kopfschmerzen z. B. immer an den Wochenenden oder immer um die gleiche Uhrzeit auftreten, wie lange sie anhalten, welche Medikation Ihnen geholfen hat und welche nicht. Das Kopfschmerztagebuch sollten Sie auch nach der Vorstellung beim Arzt weiterführen, denn dann können Sie gut erkennen, ob die verordnete Therapie wirksam ist. Kopfschmerztagebücher können Sie im Internet herunterladen auf den Homepages von Kopfschmerzkliniken, -Zentren oder direkt bei der Deutschen Migräne- und Kopfschmerzgesellschaft. Die Internetadressen finden Sie am Ende des Buches unter Service (siehe S. 132).

Welche Art von Kopfschmerzen habe ich?

Wenn Sie dieses Buch lesen, werden Sie Ihre Kopfschmerzen höchstwahrscheinlich in einem der nachfolgenden Kapitel wiedererkennen. Einen ganz einfachen Test, mit dem man rasch feststellen kann, welche der 200 beschriebenen Kopfschmerzdiagnosen, die unterschieden werden können, vorliegt, gibt es nicht. Es gibt jedoch Schlüsselfragen, die darauf hinweisen, ob z. B. eher ein Kopfschmerz vom Spannungstyp oder eine Migräne vorliegt. Ein einfacher Test, der eine Diagnosesicherheit von 90 % bezüglich einer Migräne beinhaltet, besteht aus der Beantwortung der nachfolgenden 3 Fragen.

Wenn Sie 2 dieser 3 Fragen mit Ja beantworten, leiden Sie wahrscheinlich unter einer Migräne (Kieler Kopfschmerztest):

1. Wurden während der vergangenen 3 Monate Ihre Aktivitäten einen Tag lang oder länger durch Kopfschmerzen eingeschränkt?
2. Leiden Sie während Ihrer Kopfschmerzen an Übelkeit oder Erbrechen?
3. Stört Sie Licht, wenn Sie an Kopfschmerzen leiden?

Aus Ihrem Kopfschmerztagebuch lassen sich weitere wichtige Rückschlüsse ziehen. Sie könnten erkennen, ob Ihr Kopfschmerz immer in bestimmten Situationen oder als Folge wiederkehrender Auslöser auftritt. Es ist jedoch nicht sinnvoll, sich ständig zu sehr selbst zu beobachten. Die ständige Suche nach Ursachen und Auslösern kann Sie von der viel sinnvolleren Beschäftigung abbringen, wie Sie dem Kopfschmerz entgegentreten können, wenn dieser auftritt.
Für alle Kopfschmerzarten wurden zuletzt 2013 durch die Internationale Kopfschmerzgesellschaft (IHS) detaillierte Diagnosekriterien festgelegt. Ärzte, die sich intensiver mit Kopfschmerzen beschäftigen, stellen ihre Diagnosen nach diesem einheitlichen Diagnosesystem.

Muss ich einen Arzt aufsuchen?

Welcher Arzt ist der richtige?
Welche Untersuchungen können vorgenommen werden?

Wenn Sie nur gelegentlich unter wenigen Kopfschmerzattacken leiden und sich diese Kopfschmerzen über lange Zeit nicht verändert haben, ist ein Arztbesuch nicht notwendig. Wenn sich Kopfschmerzen, die Sie schon seit vielen Jahren kennen, plötzlich verändern, andere Kopfschmerzen hinzukommen oder neue Begleitsymptome auftreten, ist es sinnvoll, einen Arzt aufzusuchen, um andere Er-

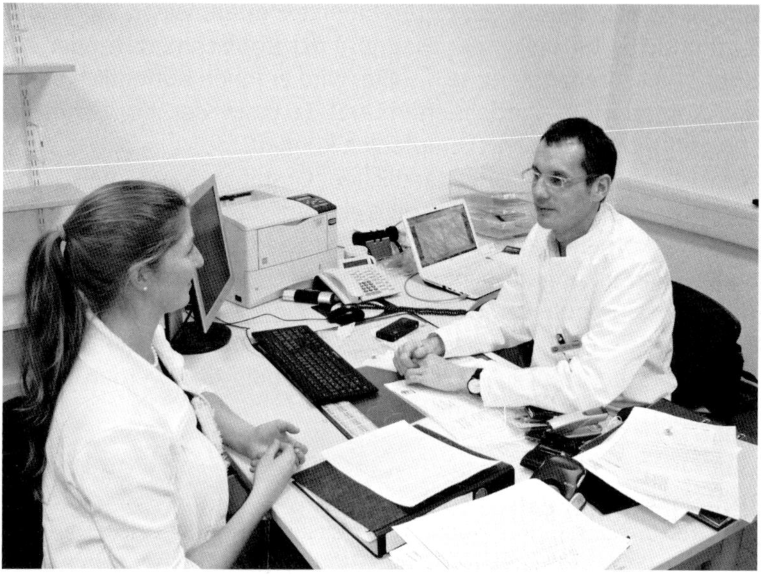

Abbildung 1 Arzt im Anamnesegespräch mit einer Patientin

krankungen, die Ursache der Kopfschmerzen sein könnten, nicht zu übersehen.
Der erste Ansprechpartner bei Kopfschmerzen ist der Hausarzt. Die meisten Hausärzte können Ihnen mit einem Schmerz- oder Migränemittel (Triptan), wenn die Diagnose einer Migräne gestellt wurde, gut weiterhelfen. Hausärzte sollten auch erkennen können, ob es sich um einen besonderen oder seltenen Kopfschmerz handelt, und Sie dann wohnortnah an einen Spezialisten überweisen. Leider gibt es jedoch auch Haus- und Fachärzte, die sich nicht intensiv mit dem Thema Kopfschmerzen beschäftigen. Wenn Sie das Gefühl haben, dass Sie mit Ihren Kopfschmerzen nicht ernst genommen werden oder Ihr Hausarzt in der Diagnose und Behandlung sehr unsicher ist, ist es sinnvoll, einen Neurologen oder Schmerztherapeuten aufzusuchen. Der wichtigste Ansprechpartner für Kopfschmerzpatienten ist der Neurologe. Neurologen sind auf Erkrankungen des Nervensystems und des Gehirns spezialisiert. Allerdings

sind nicht alle Neurologen Kopfschmerzexperten. Wenn Ihr Neurologe unsicher bezüglich der Diagnose der Kopfschmerzen oder der Kopfschmerzbehandlung sein sollte, wird er Ihnen hoffentlich einen auf Kopfschmerz spezialisierten Arzt (z. B. in der Kopfschmerzsprechstunde einer Klinik) empfehlen können.
Nach einem ausführlichen ärztlichen Gespräch kann meist eine Diagnose gestellt werden. Es sollte eine vollständige klinisch-neurologische (körperliche) Untersuchung erfolgen, um schwerwiegende andere Erkrankungen nicht zu übersehen. Zusatzuntersuchungen, wie eine Computertomographie oder eine Kernspintomographie des Schädels oder eine Nervenwasseruntersuchung (Liquorpunktion), sind meist nur in Einzelfällen notwendig und werden in den folgenden Kapiteln ausführlich erläutert.

Kann ich mich selbst behandeln?

Wenn Sie nicht unter schwerwiegenden Kopfschmerzen leiden und bereits eine Kopfschmerzdiagnose bei Ihnen gestellt wurde, ist eine eigenständige Behandlung der Kopfschmerzen möglich. Viele frei verkäufliche Schmerzmittel (z. B. Acetylsalicylsäure oder Ibuprofen) wirken bei leichten bis mittelstarken Kopfschmerzen gut. Wenn Sie diese Schmerzmittel nur gelegentlich einnehmen und keine schwerwiegenden Vorerkrankungen bestehen, ist die Einnahme ungefährlich und Sie brauchen keine regelmäßige ärztliche Betreuung zur Behandlung Ihrer Kopfschmerzen. Die sehr häufige oder tägliche Einnahme von Schmerzmitteln kann jedoch zu einer Kopfschmerzverstärkung und -häufung führen. Dies wird im Kapitel Kopfschmerz durch Medikamentenübergebrauch (S. 47) ausführlich erläutert.

Migräne

Was ist Migräne?

Migräne ist eine Erkrankung des Gehirns sowie der Blutgefäße von Kopf und Gehirn. Es kommt zu wiederkehrenden Kopfschmerzen, die häufig einseitig lokalisiert sind. Die meisten Betroffenen beschreiben den Schmerz als pochend oder pulsierend, es können aber auch drückende Kopfschmerzen auftreten. Solche Attacken kommen in wechselnder Häufigkeit vor. Die Dauer einer Migräneattacke variiert meist zwischen wenigen Stunden und einigen Tagen. Manchmal können die Beschwerden auch länger als 72 Stunden anhalten. Dauert eine Migräneattacke mehr als drei Tage, spricht man von einem Migränestatus (Status migraenosus, siehe S. 15). Während der Kopfschmerzattacke bestehen häufig Appetitlosigkeit, Übelkeit, Erbrechen, Lichtscheu (Photophobie), Lärmempfindlichkeit (Phonophobie) oder Überempfindlichkeit gegenüber Gerüchen (Osmophobie). Häufig kommt es zu einem allgemeinen Krankheitsgefühl mit einem vermehrten Ruhebedürfnis, das viele Betroffene dazu zwingt, im Bett zu bleiben und in einem abgedunkelten Raum Ruhe zu suchen. Ganz typisch ist, dass Migränekopfschmerzen bei körperlicher Anstrengung (z. B. Treppensteigen) zunehmen. Dies kann ein gutes Kriterium sein, Migräne von anderen Kopfschmerzen zu unterscheiden. Wenn Sie auf der Stelle hüpfen und die Kopfschmerzen nehmen zu, spricht das sehr für einen Migräneanfall (Hüpftest).

Ist Migräne erblich bedingt: Wieso habe gerade ich Migräne?

Das erhöhte Risiko, an einer Migräne zu erkranken, wird vererbt – in anderen Familien taucht die Migräne als Erkrankung überhaupt nicht auf. Etwa zwei Drittel der Migränepatienten berichten über weitere Betroffene in ihrer Familie. Häufig lässt sich die Erkrankung über Generationen zurückverfolgen, all dies spricht für eine Rolle der Vererbung. Die exakte Erbinformation (Gen) für die Migräne ist bislang nicht bekannt. Vererbt wird das Risiko, an einer Migräne erkranken zu können, nicht jedes Mitglied einer Familie muss damit zwangsläufig erkranken. Es gibt auch nicht *ein* Migränegen, sondern verschiedene Veränderungen im Erbgut, die mit einem erhöhten Risiko zu erkranken verbunden sind. In den letzten Jahren wurden hier wesentliche Fortschritte durch Studien gemacht, bei denen Gene aus dem Blut tausender Migränepatienten untersucht wurden. Ob jemand tatsächlich an Migräneanfällen leidet, hängt dann wesentlich auch von den Lebensbedingungen ab. Bei Menschen, die an Migräne leiden, kommen eine familiäre Vorbelastung (genetische Prädisposition) und Umweltfaktoren, z. B. Stress als Auslöser, zusammen. Insofern ähnelt Migräne Erkrankungen wie dem Diabetes mellitus („Zuckerkrankheit"), denn auch hier treffen familiäre Veranlagung und Risikofaktoren, wie z. B. Übergewicht, aufeinander. Für beide Erkrankungen gilt, dass glücklicherweise nicht jedes Familienmitglied erkrankt. Wie die Migräne auftritt, kann auch von Familien zu Familie unterschiedlich sein. Auren können familiär gehäuft auftreten, auch bei der chronischen Migräne scheint die Genetik einen Einfluss zu haben. Die Ausprägung der Migräne, die Intensität einer Migräneattacke, deren Häufigkeit, das Auftreten einer Aurasymptomatik oder das Vorkommen von Begleitsymptomen ist von Betroffenem zu Betroffenem verschieden und kann sich im Verlauf des Lebens auch verändern.

Nur in sehr wenigen Familien besteht eine genetisch nachweisbare besondere Form der Migräne, die familiär hemiplegische Migräne, die sich auch hinsichtlich des Ablaufs der Attacken von anderen Formen unterscheidet (siehe Hemiplegische Migräne, S. 17).

Wie entsteht ein Migräneanfall?

Um die Vorgänge, die sich bei einem Migräneanfall im Gehirn abspielen, zu verstehen, werden zahlreiche wissenschaftliche Untersuchungen durchgeführt – trotzdem ist vieles, was während eines Migräneanfalls auftritt, noch immer nicht vollends verstanden. Menschen mit Migräne sind sehr leistungsfähig. Bei Patienten mit Migräne besteht eine Überempfindlichkeit der Nervenzellen der Hirnrinde, dies führt zu einer verminderten Fähigkeit, das eigene Gehirn vor Reizüberflutungen abzuschirmen. Diese Überempfindlichkeit kann nicht nur während der Migräneattacke, sondern auch zwischen den Migräneattacken bestehen.
Zu Beginn einer Migräneattacke kommt es zu einer vermehrten Erregung der Hirnrinde, die im Hirnstamm, einer zentralen Schaltstelle beginnt. Der Nervenkern des Gesichtsnervs (Nervus trigeminus) ist wohl der Ursprungsort. Die Erregungswelle breitet sich im Bereich der Region, die für das Sehen wichtig ist (Sehrinde), langsam aus und kann dann über die ganze Hirnoberfläche ziehen. Im Anschluss ist die übliche Aktivität der Nervenzellen für kurze Zeit gestört, was die Funktionsstörungen im Rahmen einer Aura erklärt. Im Verlauf erfolgen eine Aktivierung schmerzverarbeitender Zentren sowie eine Ausschüttung von schmerzvermittelnden Botenstoffen (Neurotransmittern) an den Blutgefäßen der Hirnhäute. Einer der wichtigsten Botenstoffe ist hier das CGRP (Calcitonin Gene-Related Peptide). Während eines Migräneanfalls wurde eine erhöhte Ausschüttung von CGRP ins Blut gemessen, die sich durch die Behandlung der Schmerzen wieder zurückbildet. Das Pulsieren der erweiterten Blutgefäße wird dann als Migränekopfschmerz wahrgenommen. Körperliche Aktivitäten, (z. B. schwungvolles Aufstehen oder das Hinauflaufen einer Treppe) können den pulsierenden Kopfschmerz verstärken. Die Wahrnehmung erfolgt über schmerzleitende Fasern des Nervus trigeminus. Dessen Ursprung liegt im Hirnstamm. Er ist u. a. für die Wahrnehmung von Reizen (Sensibilität) von Gesicht, Hirnhäuten und dem größten Teil des Kopfes verantwortlich. Außerdem kommt es im Hirnstamm zur Aktivierung von Zentren, die für vegetative Funktionen (Herz-Kreislauf-Regulation, Übelkeit, Erbrechen) verantwortlich

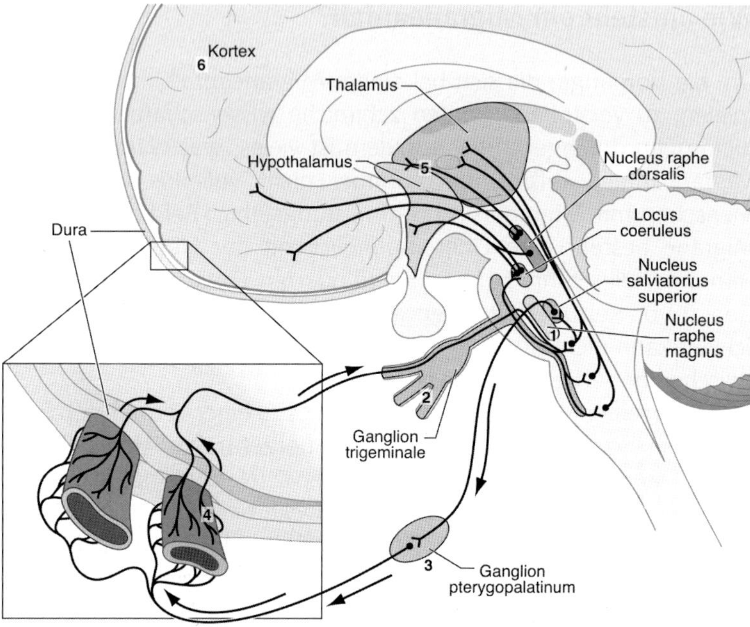

Abbildung 2 Die Migräne beginnt im Bereich des Hirnstammes (1). Beteiligt sind das für die Schmerzleitung entscheidende Nervengeflecht des Gesichtsnervs, das Ganglion trigeminale (2) und das unwillkürliche Nervensystem (Parasympathikus) mit Umschaltung im Ganglion pterygopalatinum (3). An den Gefäßen der Hirnhaut (Dura) (4) kommt es zur Ausschüttung von Botenstoffen (Neurotransmittern), die die Gefäßweite verändern und zu einer schmerzhaften Entzündungsreaktion führen. Die Migräne breitet sich über das Zwischenhirn (5) aus, der Schmerz wird dann in der Hirnrinde (6) bewusst wahrgenommen. Die Wahrnehmung für Licht und Lärm wird bis zur Schmerzhaftigkeit intensiviert, da eine erhöhte Empfindlichkeit gegenüber Außenreizen besteht.

sind. Die Wahrnehmung schaltet im Migräneanfall auf „empfindlich" (Sensitivierung): Licht, Lärm und körperliche Aktivität (Erschütterung) werden als unangenehm empfunden.

Viele Patienten berichten, dass ihre Kopfschmerzen im Nacken beginnen oder aus der Schulter-Nacken-Region in den Kopf aufsteigen. Ursache ist *nicht* eine Veränderung im Bereich der Halswirbel-

säule, sondern die intensivere Wahrnehmung der Muskelanspannung im Migräneanfall. Nervenfasern aus der Halsmuskulatur leiten ihre Schmerzinformation über den Hinterhauptnerv zum Gehirn in das schmerzverarbeitende Zentrum des Nervus trigeminus.
Migräne ist also eine komplexe neurobiologische Funktionsstörung des Gehirns und der Blutgefäße von Kopf und Gehirn. Aber Migräne beinhaltet viel mehr als die unangenehmen Kopfschmerzen.

Welche Formen der Migräne gibt es?

Migräne ohne Aura

Treten die Kopfschmerzen mit den Begleitsymptomen Übelkeit, Erbrechen, Licht- und Geräuschempfindlichkeit im beschriebenen Zeitmuster auf (Anfallsdauer beim Erwachsenen 4–72 Stunden, bei Kindern kürzer) und fehlen weitere Symptome, spricht man von einer Migräne ohne Aura. Hierbei handelt sich um die häufigste Form der Migräne.

Migräne mit Aura

Bei ca. 10–15 % der Migränepatienten besteht meist vor Eintritt der Kopfschmerzen eine Aura. Bei der Aura handelt es sich um neurologische Reiz- und Ausfallerscheinungen, die sich vor den Kopfschmerzen langsam entwickeln und sich meist innerhalb von einer Stunde wieder zurückbilden. Charakteristisch ein Abklingen der Symptome spätestens mit Beginn der Migränekopfschmerzen. Aurasymptome werden nicht wie mit einem Schalter „ein- oder ausgeschaltet". Die langsame Ausbreitung ist ein wichtiges Kennzeichen, um eine Migräneaura von z. B. Erscheinungen eines Schlaganfalles, der schlagartig auftritt, zu unterscheiden. Am häufigsten kommt es zu einer visuellen Aura, d. h. Sehstörungen in Form von gezackten Linien oder Lichtblitzen (Flimmerskotom), bis hin zu Gesichtsfeldausfällen. Weniger häufig kommt es zu Gefühlsstörungen. Dabei

kann sich ein Kribbeln über Arm oder Bein bis zum Gesicht langsam ausbreiten. Viele Patienten berichten während der Aura auch von Wortfindungsstörungen. Selten kommt es zu einer Lähmung (motorische Aura). Auch heftiger Drehschwindel oder eine undeutlich verwaschene Sprache können als Aura selten auftreten. Eine Behandlung der Aurasymptome ist mit den zurzeit zur Verfügung stehenden Medikamenten nicht möglich, Auren können jedoch unter einer vorbeugenden Migränemedikation häufig reduziert werden.
Ungewöhnlich sind Migräneattacken mit deutlich längeren (prolongierten) Auren, d. h. mit einer Aura, die mehr als eine Stunde andauert und über Tage anhalten kann. In solchen Fällen sollte weitere Diagnostik erfolgen, um eine Durchblutungsstörung des Gehirns, eine Entzündung des Gehirns oder der Hirnhäute auszuschließen.
Die Aura sollte nicht mit der Begleitsymptomatik einer Migräneattacke wie Appetitlosigkeit, Übelkeit oder Ähnlichem verwechselt werden. Die Ursache des „Verschwommensehens" während der Kopfschmerzen ist unklar, möglicherweise Folge von Konzentrationsstörungen und Augentränen des schmerzgeplagten Kopfes und keine eigentliche Auraerscheinung.

Vorsymptome einer Migräneattacke

Noch vor Beginn der Migräneattacke kommt es bei einem Teil der Patienten zu Vorsymptomen (Prodromalsymptome). Typisch hierfür sind Heißhungerattacken, Gereiztheit, Abgeschlagenheit, Harndrang und intensives Gähnen. Manche Betroffene können so das Auftreten einer Migräneattacke schon Stunden zuvor bemerken. Diese Symptome werden nicht als Aura bezeichnet.

Wie verläuft eine Migräneattacke?

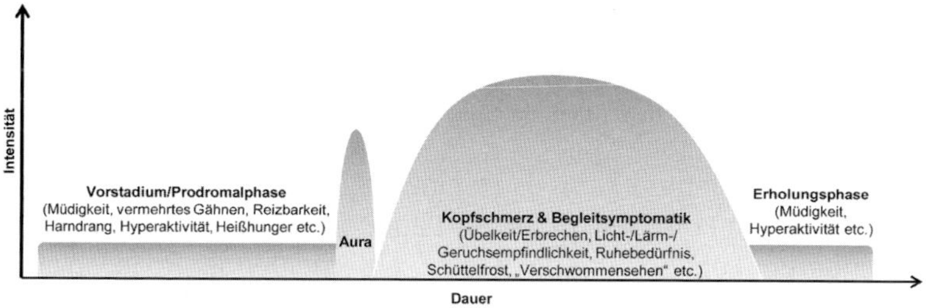

Abbildung 3 Ablauf Migräneattacke

Sonderformen der Migräne

Was ist ein Migränestatus (Status migraenosus)?

Kommt es zu einer Migräneattacke, die länger als 72 Stunden andauert, so spricht man von einem Migränestatus. Meist wirken Triptane oder Schmerzmittel nach Tagen eines solchen anhaltenden Migräneanfalls deutlich schlechter oder überhaupt nicht mehr, auch wenn sie wiederholt eingenommen werden. Oftmals ist dann die ärztliche Behandlung notwendig. Es kann eine Verabreichung von Schmerzmitteln (z. B. von ASS) in Kombination mit einem Medikament gegen Übelkeit und Erbrechen (z. B. Metoclopramid) intravenös (in die Vene) erfolgen. Häufig ist auch die zusätzliche Gabe von Kortison (z. B. 100 mg Prednisolon) in die Vene hilfreich, um die Kopfschmerzen zum Abklingen zu bringen. Im Status migraenosus muss immer auch geprüft werden, ob tatsächlich eine Migräne Ursache der Kopfschmerzen ist. Bestehen Hinweise auf andere Ursachen (z. B. Fieber), können weiterführende Untersuchungen notwendig werden.

Episodische Migräne

Eine Migräneerkrankung, die an weniger als 15 Tagen im Monat auftritt, wird als episodische Migräne bezeichnet. Dies betrifft die große Mehrheit aller Migränepatienten. Mehr als die Hälfte der Betroffenen hat sogar nur wenige Tage im Jahr Migräne.

Chronische Migräne

Bei einigen Patienten kann es zu einer deutlichen Häufung der Migräneattacken kommen, Stress und andere Einflüsse können hier in besonderen Lebenssituationen eine entscheidende Rolle spielen. Gut verstanden sind diese Prozesse jedoch bislang nicht.
Treten über einen Zeitraum von mehr als drei Monaten an mehr als 15 Tagen im Monat Migräneattacken auf, spricht man von einer chronischen Migräne. Dabei sollten an mindestens der Hälfte der Tage Migränekopfschmerzen mit den Begleitsymptomen der Migräne bestehen, aber auch Tage ohne Begleitsymptome mit geringerer Kopfschmerzstärke werden zur Gesamtzahl der Kopfschmerztage mit eingerechnet. Die Beeinträchtigung der Betroffenen im Alltag ist viel höher als die von Patienten mit weniger häufigen Migräneattacken. Dadurch verschlechtert sich die Lebensqualität. Der ständige Kopfschmerz belastet auch die Stimmung. Depression und Angststörungen treten häufiger auf. Es kann ein sich selbst verstärkender Kreislauf aus Kopfschmerzzunahme und psychischer Belastung entstehen. Viele dieser Patienten haben über Jahre nach Hilfe gesucht und feststellen müssen, dass ihre Kopfschmerzerkrankung schwieriger zu behandeln ist. Gerade bei sehr häufigen Migräneanfällen müssen übergreifende Behandlungskonzepte eingesetzt werden. In einer multimodalen Therapie, die tagesklinisch oder stationär erfolgen kann, werden medikamentöse Behandlung, verhaltenspsychologische Behandlung und Sport- und Physiotherapie sowie Entspannungsverfahren eingesetzt.
Diese Definition von „chronisch" unterscheidet sich damit etwas von der sonst gebräuchlichen Definition, bei der eine Krankheit als chronisch bezeichnet wird, wenn sie lange (bei Schmerzerkrankungen meist länger als sechs Monate) besteht. Es handelt sich bei der Migräne also um eine chronische Erkrankung (auch im Sinne der Sozialgesetzgebung).

Die Therapie ist, vor allem wenn eine Chronifizierung schon seit Jahren besteht, häufig weniger erfolgreich als die Therapie einer episodisch verlaufenden Migräne. Zur Prophylaxe werden die gleichen Medikamente eingesetzt wie bei der Behandlung der episodischen Migräne (Topiramat, Amitriptylin), aber bei ausbleibendem Erfolg auch Botulinumtoxin (weitere Informationen hierzu finden Sie auf S. 76, Botulinumtoxin). Kurzzeitig war auch ein Neurostimulationssystem zur Implantation bei chronischer Migräne zugelassen. Dieser operativ eingesetzte Nervus-occipitalis-Stimulator war bei ausgewählten Patienten gut wirksam, es kam aber zu zahlreichen Komplikationen, sodass der Einsatz wieder beendet wurde (CE-Zeichen erloschen). Das Verfahren kann zur Behandlung der chronischen Migräne nicht empfohlen werden. Insgesamt haben sich die Behandlungsmöglichkeiten für Patienten mit chronischer Migräne in den letzten Jahren erheblich verbessert, auch schwerstbetroffenen Patienten kann ein häufig erfolgreiches Behandlungsangebot gemacht werden.

Hemiplegische Migräne

Es gibt Migräneformen, die regelmäßig mit ungewöhnlichen Begleitsymptomen oder Auren einhergehen. Diese Formen sind zum Glück selten. Sie treten in manchen Familien gehäuft auf, was auf die Bedeutung der Vererbung bei diesen Erkrankungen hinweist. Ein Beispiel ist die familiäre hemiplegische Migräne (FHM). Bei Patienten mit dieser Erkrankung kommt es während der Migräneaura zu ausgeprägten motorischen Störungen, die sogar bis zur kompletten Lähmung einer Körperseite reichen können. Meist dauern die Attacken deutlich länger an als bei Migräneanfällen sonst. Bei Erstauftreten dieser Erkrankung wird die Symptomatik häufig mit einem Schlaganfall verwechselt, zumal die Aura oft länger als eine Stunde anhält. Mit einer speziellen Blutuntersuchung lässt sich aber bei etwa der Hälfte der Betroffenen eine genetische Veränderung aufdecken (molekulargenetische Diagnostik). Diese findet sich auf den Chromosomen 1, 2 und 19. Es werden momentan die familiär hemiplegische Migräne (FHM) Typ I, II und III unterschieden. Diese

Gene zeigen unterschiedliche Veränderungen (Mutationen). Meist gibt es weitere betroffene Familienmitglieder. Weitere Gene, die betroffen sein könnten, werden vermutet. Eine sporadische hemiplegische Migräne liegt vor, wenn sich keine weiteren Betroffenen in der Familie finden, das Erscheinungsbild jedoch zur hemiplegischen Migräne passt. Eine hemiplegische Migräne sollte ebenfalls in Betracht gezogen werden, wenn zur Migräne weitere Symptome hinzukommen (eine Gang- und Standunsicherheit [Ataxie] oder andere neurologische Symptome). Die Diagnostik kann nach sorgfältiger Aufklärung und Einwilligung der Patienten aus dem Blut in einem humangenetischen Institut durchgeführt werden. Sinnvoll ist diese Untersuchung vor allem, wenn Unklarheit darüber herrscht, ob nicht eine andere Erkrankung vorliegt. Eine direkte Behandlungsempfehlung ergibt sich aus dem Befund allerdings momentan noch nicht. Die genetische Untersuchung ist eine Leistung der Krankenkassen, aber teuer und sollte nur nach sorgfältiger Beratung (humangenetische Beratung) erfolgen. Eine Gentherapie ist nicht möglich.

Wie häufig ist Migräne?

Migräne gehört zu den häufigen Kopfschmerzerkrankungen, sie ist auf der ganzen Welt verbreitet. Insgesamt leiden ca. 15 % der Bevölkerung an Migräne, wobei Frauen häufiger betroffen sind als Männer. Die meisten Betroffenen gibt es zwischen dem 20. und 40. Lebensjahr. Migräne tritt jedoch auch schon im Kindesalter auf – die Häufigkeit liegt hier bei etwa 5 %. Jungen und Mädchen sind im Kindesalter etwa gleich häufig betroffen. Die erste Regelblutung ist bei Mädchen ein typischer Zeitpunkt des Auftretens der ersten Migräneattacken. Ein deutlicher Geschlechtsunterschied ergibt sich während oder nach der Pubertät. In den letzten Jahren ist die Häufigkeit von Kopfschmerzen und Migräne bei Kindern und Jugendlichen angestiegen.

Wie ist der Verlauf der Erkrankung?

Bei vielen Betroffenen nimmt die Migräne im Laufe des Lebens an Häufigkeit und Intensität zu und erreicht ihren Höhepunkt zwischen dem 20. und 40. Lebensjahr. Ein erstes Auftreten nach den Wechseljahren ist selten, aber möglich. Häufig klingen die Beschwerden im höheren Alter langsam wieder ab. Vor allem, wenn die Migräne mit dem Wechsel des Hormonzyklus der Frau verknüpft ist, können die Anfälle nach den Wechseljahren deutlich weniger werden. Es ist leider nicht so, dass die Migräne im Alter zwangsläufig verschwindet. Bei einer Migräne mit Aura kann es dazu kommen, dass im höheren Alter die Kopfschmerzen an Stärke und Dauer abnehmen, die Migräneauren jedoch zunehmen. In dieser Situation kann es auch zum Auftreten von Aurasymptomen ohne nachfolgende Kopfschmerzen kommen (isolierte Auren). Die Häufigkeit von Migräneanfällen verändert sich zeitlebens. Häufig bemerken Betroffene in „anstrengenden" Lebenssituationen und bei vermehrten Belastungen und zunehmendem Stress eine deutliche Zunahme der Migränehäufigkeit und in guten Lebensphasen eine Abnahme. Nicht immer findet sich eine Erklärung für die Veränderungen im Erkrankungsverlauf.

Besteht bei Migränepatienten ein erhöhtes Schlaganfallrisiko?

Statistisch gesehen haben Frauen, die unter einer Migräne mit Aura leiden und zusätzliche Risikofaktoren wie Bluthochdruck, Übergewicht, Rauchen, Zuckerkrankheit, hohe Cholesterinwerte oder Einnahme eines Kontrazeptivums („Pille") aufweisen, ein gering erhöhtes Schlaganfallrisiko. Eine Migräne ohne Aura allein erhöht ohne weitere Risikofaktoren das Schlaganfallrisiko nicht. Tatsächlich wurden bei Migränepatienten mit Aura in der Kernspintomographie des Gehirns vermehrt Veränderungen gefunden, die sich aber auch zum Teil wieder zurückbildeten und deren Bedeutung nicht ganz klar ist; es handelt sich dabei wohl nicht um Schlaganfälle.

Sehr selten kann es während eines schweren, lang andauernden Migräneanfalls zu einem Schlaganfall (migränöser Infarkt) kommen. Insgesamt gilt die Empfehlung zu einer gesunden Ernährung und dazu, zusätzliche Risikofaktoren möglichst zu reduzieren (Rauchen, Übergewicht).

Welche Begleiterkrankungen treten bei Migräne gehäuft auf?

Es gibt Begleiterkrankungen, die bei Migränepatienten statistisch häufiger als in der übrigen Bevölkerung vorkommen. Dies beweist allerdings keinen ursächlichen Zusammenhang. Beide Erkrankungen könnten ebenso auf gleichen Risikogenen beruhen oder Folge der gleichen ungünstigen Lebensumstände sein. Es ist jedoch nicht so, dass Patienten mit Migräne und häufigen Anfällen zwangsläufig psychisch krank werden. Migränepatienten haben ein erhöhtes Risiko, an einer Depression zu erkranken. Ursache des gemeinsamen Auftretens von Depression oder einer Angststörung und Migräne sind wohl Veränderungen von Neurotransmittern, die bei beiden Erkrankungen eine Rolle spielen, möglicherweise ist dies genetisch bedingt. Ungünstige Bewältigungsstrategien bei Belastungen können sowohl eine Depression als auch eine Kopfschmerzzunahme begünstigen. Sinnvoll ist es deshalb, wenn eine Depression vorliegt, eine prophylaktische Therapie auszuwählen, die sowohl antidepressiv als auch migräneprophylaktisch wirksam ist. Im Vergleich zur übrigen Bevölkerung leiden Patienten mit Migräne auch häufiger an einer Angststörung. Auch berichten Migränepatienten überdurchschnittlich häufig über Symptome eines Reizdarmsyndroms. Die Betroffenen leiden unter einem empfindlichen Magen-Darm-Trakt und es kann zu vermehrten Durchfällen, typischerweise abwechselnd mit Verstopfung kommen. Eine Unverträglichkeit von bestimmten Nahrungsmitteln sollte jedoch ausgeschlossen werden (z. B. Laktose- oder Fruktoseintoleranz). Auch andere Schmerzerkrankungen, wie vermehrte Muskel- und Gelenkschmerzen (Fibromyalgie-Syndrom), treten bei Patienten mit Migräne häufiger auf.

Was kann Migräneattacken auslösen?

Durch die Besonderheit in der Verarbeitung von Reizen durch das Gehirn fällt es Menschen mit Migräne schwerer, ihr Gehirn vor Reizüberflutung zu schützen. Dabei ist das Gehirn von Betroffenen *nicht* weniger leistungsfähig als das von Nichtbetroffenen. Häufig sind Menschen, die an Migräne leiden, sogar besonders leistungsorientiert, was jedoch einen hohen Energiebedarf zur Folge hat. Viele Patienten beschreiben sich selbst als perfektionistisch, ein einheitliches Verhaltensmuster oder „psychisches Profil" von Migränepatienten lässt sich daraus aber nicht ableiten. Aus der Reizüberflutung ergibt sich die Notwendigkeit zu regelmäßigen Pausen und Erholungszeiten. Das von vielen Reizen überflutete Gehirn kann sich dann wieder erholen und der Abstand zur nächsten Migräneattacke lässt sich bei vielen Betroffenen deutlich verlängern. Die Ursache der Migräne, d. h. die Veranlagung, eine Migräneattacke zu bekommen, ist genetisch bedingt. Mögliche Auslöser sind keine Ursachen der Migräne.
Oft genug bedarf es daher auch keines spezifischen Migräneauslösers. Eine leichte Reizung der empfindlichen Nervenzellen der Hirnrinde führt zu einer Öffnung von Kanälen in der Zellmembran und es kommt zu einem plötzlichen Einstrom von Calcium in die Nervenzellen. Diese Kanäle sind für das elektrische Potenzial an der Nervenzelle mitverantwortlich und spielen in der Funktion von Nervenzellen eine wichtige Rolle. Bei Öffnung oder Verschluss eines Ionenkanals verändert sich die elektrische Spannung an der Nervenzellmembran, wodurch verschiedene weitere Signale in der Zelle angestoßen werden können. Dieser Prozess kann spontan auftreten, aber auch von außen angestoßen (getriggert) werden.
Häufige von Migränepatienten angegebene Auslöser (Trigger) sind:

- Stress
- Stressabfall (Erholungsphase nach Stress, Wochenendmigräne)
- Monatsblutung
- Änderung des Schlaf-Wach-Rhythmus
- Wetterwechsel
- Genuss alkoholhaltiger Getränke (z. B. bestimmte Rotweinsorten)

- Auslassen von Mahlzeiten und Fasten
- bei einem kleineren Teil der Patienten: Lebensmittel wie Käse, Nüsse, Tomaten, Schokolade oder Nahrungszusätze (z. B. Geschmacksverstärker, wie Glutamat)

Die meisten Betroffenen berichten von unterschiedlichen Situationen, in denen es zu Migräneanfällen kommen kann. Eine Rolle spielt sicher, dass jeder Mensch das Bedürfnis hat, nach Erklärungen für seine Kopfschmerzen zu suchen und diese dann mit dem in Verbindung bringt, was an einem Tag mit Migräne geschehen ist, gegessen wurde oder wie das Wetter war. Daraus kann nicht abgeleitet werden, dass solche Faktoren immer oder bei jedem Menschen Migräneattacken auslösen. Die Entstehung eines Migräneanfalls ist durch sehr viele Umstände bedingt und kann überwiegend nicht auf einen einzelnen Auslöser zurückgeführt werden. Bei Betroffenen, die sehr auf diese Aspekte fokussieren, kann es zu einem ungünstigen Lernprozess kommen, bei dem jegliche vorausgehende Bedingung (Stress, Nahrungsmittel, Alkohol) bei einer Migräneattacke so verinnerlicht wird, dass dies die Erwartungsangst vor der nächsten Attacke verstärkt und zur Attackenzunahme beitragen kann. Stress und Stressabfall werden am häufigsten angegeben und können berücksichtigt werden, sodass Betroffene die Häufigkeit ihrer Migräneattacken reduzieren können. Weitere Auslöser können Änderungen des Schlaf-Wach-Rhythmus sein. Die Bedeutung von Lebensmitteln als Migränetrigger sollte nicht überschätzt werden. Eine Heißhungerattacke stellt viel häufiger den Beginn der Migräneattacke dar (und geht dem Kopfschmerz um einige Stunden voraus), als dass es sich tatsächlich um eine durch Schokolade oder Erdnüsse ausgelöste Attacke handelt.
Auslöser sind immer individuell – das, was Ihre Nachbarin für ihren wichtigsten Migränetrigger hält, kann bei Ihnen bedeutungslos sein! Betroffene sollten nicht ihre Lebensqualität reduzieren, indem sie von vornherein auf potenziell mögliche Auslöser (auch die hier aufgelisteten) verzichten. Sie sollten nicht zu viel Energie darauf verwenden, sich ständig selbst zu beobachten und nach Ursachen der Migräneattacken zu suchen. Diese Aufmerksamkeitsfokussierung

kann einen weiteren Stressor darstellen. Berücksichtigen Sie Auslöser, die wiederholt zu Migräneattacken führen, setzen Sie sich dabei aber nicht selbst unter Druck. Stecken Sie Ihre Energie in eine positive Lebensgestaltung, ein Leben, das sich ganz nach vermeintlichen Triggern Ihrer Migräne richtet, kann anstrengend werden. Verzichten Sie auf nichts, was Ihnen Freude bereitet.

Stress

Psychische Prozesse beeinflussen körperliche Reaktionen. Zu den wichtigsten psychischen Prozessen zählt Stress. Stress wird nach seiner Dauer in kurzfristigen oder anhaltenden Stress unterschieden. Zudem unterscheiden sich die Stressoren in äußere und internale Faktoren (Faktoren, die im Menschen selbst vorhanden sind). Alltagsstress kann sich auf die Häufigkeit und zum Teil auch auf die Intensität von Kopfschmerzen auswirken. Sowohl bei der Migräne als auch beim Kopfschmerz vom Spannungstyp können Dauerbelastungen eine Rolle spielen. Diese Dauerbelastungen sind Anteile der Lebensführung, die für die Betroffenen dauerhaft anstrengend und/oder belastend sind, also anhaltender Stress. Dauerbelastungen können sowohl im beruflichen als auch im privaten Umfeld vorhanden sein.
Menschen, die unter Kopfschmerzen leiden, reagieren sensibler auf solche Belastungen. Dauerbelastungen sind vielfach keine „großen" Stressoren, die Menschen sofort auffallen, sondern bestehen häufig aus verschiedenen kleineren Stressoren, die eher unauffällig sind und erst, indem sie zusammen auftreten, zu einer Dauerbelastung werden können. Oftmals werden Dauerbelastungen daher gar nicht mehr als solche von den Betroffenen wahrgenommen, da sie für sie zum Alltag dazugehören und somit als „normal" betrachtet werden. Sind Belastungen dauerhaft vorhanden, passen sich Menschen an sie an, indem sie anfangen, sie auszublenden, d. h. zu ignorieren. Der Körper reagiert aber weiterhin gestresst. Die Einschätzung des eigenen Stresses ist daher häufig schwierig.
Neben äußeren Stressoren spielen internale Faktoren eine große Rolle, wenn es um anhaltenden Stress geht. So haben Menschen,

die unter Migräne und/oder Kopfschmerz vom Spannungstyp leiden, häufig bestimmte Eigenschaften und Grundüberzeugungen gemeinsam. Sie berichten oftmals, dass sie eine starke Außenorientierung haben, d. h. versuchen, die Erwartungen anderer zu erfüllen und es ihrem Umfeld recht zu machen, und sich abhängig von der Rückmeldung anderer fühlen. Auch neigen sie zu einer hohen Verantwortungsübernahme. Sie übernehmen z. T. sogar Verantwortung für Dinge, für die sie gar keine Verantwortung haben oder geben an, ein sogenanntes „Helfersyndrom" zu haben. Dies hat zur Folge, dass sie stark dazu neigen, eigene Wünsche und Bedürfnisse hintanzustellen. Da sie nicht auf sich, sondern auf andere schauen, betreiben sie meist wenig bis gar keine Selbstfürsorge. Es kann sogar sein, dass den Betroffenen gar nicht mehr richtig bewusst ist, was eigentlich ihre Wünsche und Bedürfnisse sind. Dies führt langfristig zu einer diffusen Unzufriedenheit – ein psychischer Vorgang, der einen großen Einfluss auf körperliche Prozesse hat. Unzufriedenheit kann so zu einer Zunahme von Migräne und/oder Kopfschmerz vom Spannungstyp führen. Häufig geben die Betroffenen auch an, dass sie einen hohen Leistungsanspruch an sich selbst haben, der sich z. B. in Perfektionismus, einhergehend mit dem Versuch, Fehler zu vermeiden, zeigt. Hier gilt dann das Motto: „Gut ist nicht gut genug". Dies kann ein reduziertes Selbstwertgefühl und somit auch Unzufriedenheit zur Folge haben. Es kann eine Belastung sein, seinen Alltag mit Migräne so zu organisieren, dass man versucht, nach einem Anfall die verlorene Zeit wieder „aufzuholen". Des Weiteren geben die Betroffenen an, dass es ihnen vielfach schwerfällt sich abzugrenzen bzw. durchzusetzen. Dies zeigt sich z. B. darin, dass es ihnen häufig nicht gelingt, nein zu sagen oder sich zu wehren. Im Alltag kann dies dazu führen, dass sie Konflikten aus dem Weg gehen oder ihre Belastung steigt, da sie immer mehr Aufgaben erhalten, die sie nicht ablehnen „können". Auch dies kann zu Unzufriedenheit führen. Anhaltende Unzufriedenheit ist eine internale Dauerbelastung.

Bei den Auswirkungen von Dauerbelastungen auf Kopfschmerzen spielen die Fähigkeiten der Stressbewältigung ebenfalls eine wichtige Rolle. Ob und wie sich anhaltender Stress auf die Kopfschmer-

zen der Betroffenen auswirkt, ist auch davon abhängig, wie gut jemand darin ist, solchen Stress zu bewältigen. Tragen Sie selbst zur Stressbewältigung bei, indem Sie versuchen abzuschalten (Arbeit auf der Arbeit zu lassen und nicht mit nach Hause zu nehmen), sich zu entspannen und sich regelmäßige sowie rechtzeitige Pausen gönnen. Trennen Sie Arbeit und Privatleben, legen Sie bewusste Pausen ein. Das kann auch im Kindes- und Jugendalter schon wichtig sein. Nach der Schule kommt zunächst eine Pause, erst dann folgen die Hausaufgaben.
Sorgen Sie gut für sich selbst, achten Sie auf sich und tun Sie sich etwas Gutes. Fehlen solche Aktivitäten oder sind sie nicht ausreichend vorhanden, so sind die Betroffenen nicht oder nur unzureichend in der Lage, ihre Dauerbelastungen zu bewältigen.

Hormonzyklus

Die hormonellen Wechsel im Zyklus einer Frau sind Stress für den Körper, was sie unter Umständen zu Triggern von Migräneattacken macht. Es lässt sich eine menstruationsassoziierte Migräne, bei der Migräneattacken überwiegend während der Monatsblutung auftreten, von einer menstruationsabhängigen Migräne, d. h., Migräneattacken treten ausschließlich im Rahmen der Regelblutung auf, unterscheiden. Bei diesen hormongetriggerten Migräneanfällen können andere Therapiestrategien zum Zuge kommen (siehe S. 45). Frauen mit einer ausgeprägten Zyklusabhängigkeit erleben nach den Wechseljahren häufig einen deutlichen Rückgang der Migräneanfälle.

Schlaf

Änderungen des Schlaf-Wach-Rhythmus können Migräneattacken ebenfalls triggern. Ein Beispiel sind Menschen, die unter der Woche regelmäßig zur gleichen Zeit aufstehen. Hier kann am Wochenende oder an arbeitsfreien Tagen (z. B. im Urlaub) durch das Ausschlafen eine Migräneattacke ausgelöst werden. In diesem Fall sollte versucht werden, den Alltagsrhythmus am Wochenende bzw. an freien Tagen fortsetzen, d. h., stehen Sie immer ungefähr zur gleichen Zeit auf, gehen Sie zur gleichen Zeit ins Bett und stellen Sie sich im Urlaub langsamer um. Die individuell ausreichende Menge an Schlaf ist wichtig. Ein erwachsener Mensch benötigt durchschnittlich zwischen 6 bis 8 Stunden Schlaf pro Nacht, eine optimale Schlafmenge für alle Menschen gibt es nicht. Fehlender Schlaf kann über Tag auch nachgeholt werden. Ein- und Durchschlafstörungen sind häufig Zeichen erhöhter Stressbelastung und können auch Symptom einer Depression sein. Es lohnt sich, gezielt das Thema Schlaf beim Arzt anzusprechen.

Alkohol und Nahrungsmittel

Falls Sie nach dem Genuss bestimmter alkoholischer Getränke (u. a. Rotwein) oder von Lebensmitteln wie Käse, Nüssen, Tomaten, Schokolade oder Nahrungszusätzen (z. B. Geschmacksverstärker, wie Glutamat) regelmäßig Kopfschmerzen bekommen, lassen Sie das Genuss- oder Lebensmittel weg. Häufig verspüren Betroffene im Vorstadium der Migräne Heißhunger (z. B. auf Schokolade oder Süßigkeiten), was als „Schrei" des Gehirns nach Energiestoffen gedeutet werden kann. Schokolade oder Süßigkeiten sind in diesem Falle meist keine Auslöser der Migräneattacke, der Migräneanfall wäre vermutlich auch ohne den Konsum abgelaufen. Die Migräne ist an sich keine Form oder Folge einer Nahrungsmittelallergie. Gleichwohl können sich eine gesunde Ernährung und das Meiden eindeutiger individueller Trigger günstig auswirken. Es macht keinen Sinn, seine tägliche Nahrung allzu intensiv nach Migräneauslösern zu durchforsten. Häufig bleibt die Suche erfolglos. Es gibt sehr viele Betroffene, die Rotwein trinken oder Käse essen, ohne anschließend einen Migräneanfall zu bekommen. Laboruntersuchungen, die beweisen, dass ein Nahrungsmittel die Auslösung von Migräneanfällen verursacht, stehen nicht zur Verfügung. Nahrungsmittel, die schlecht vertragen werden und zu Unwohlsein oder Verdauungsproblemen führen, sind allgemeine zusätzliche Belastungen des Organismus. Nahrungsmittel, die dem eigenen Körper nicht „gut tun", reduzieren viele Menschen intuitiv (z. B. Laktoseunverträglichkeit). Die erhöhte Aufmerksamkeit auf Nahrungsmitteltrigger kann jedoch auch zum Stress werden. Grundsätzlich auf alle aufgelisteten Dinge zu verzichten, ist ein großer Einschnitt in die Lebensqualität und hat oftmals nur wenig Einfluss auf die Migränehäufigkeit.

Eine Reduktion des Koffeinspiegels am Wochenende kann manchmal eine Migräneattacke triggern. Wenn Migränepatienten dies bemerken, sollten sie den Kaffeekonsum, den sie in der Woche pflegen, am Wochenende fortsetzen oder ihn insgesamt einschränken. Es gibt Untersuchungen, die einen Zusammenhang zwischen häufigen Migräneattacken und erhöhtem Koffeinkonsum zeigen. Ein hoher Koffeinkonsum kann aber auch Ausdruck von Stress und einer insgesamt ungesunden Lebensweise sein. Das plötzliche Weglassen von Kaffee bei Menschen, die an regelmäßigen Kaffeekonsum gewöhnt sind, kann zu Kopfschmerzen führen (Koffeinentzug). Empfehlenswert ist es deshalb, den Kaffeekonsum schrittweise zu reduzieren, wenn sehr viel Kaffee getrunken wird, und zu beobachten, wie man selbst bzw. die Kopfschmerzhäufigkeit darauf reagiert. Auf der anderen Seite ist Koffein häufig in Mischanalgetika enthalten und kann direkt auf den Schmerz wirken.

Wie wird die Migräne behandelt?

In der Behandlung der Migräne wird die Attackenbehandlung von der vorbeugenden Behandlung (Prophylaxe) unterschieden.

Die Behandlung der akuten Migräneattacke erfolgt in erster Linie mit einem Medikament, nichtmedikamentöse Maßnahmen können unterstützend wirken, reichen als alleinige Maßnahme in schweren Attacken aber häufig nicht aus.

Die vorbeugende Behandlung hat das Ziel, die Häufigkeit der Kopfschmerzattacken zu verringern. Die vorbeugende Behandlung besteht zuallererst aus der ausführlichen Aufklärung des Patienten über seine Erkrankung. Ziel dieser Edukation ist es, dass Betroffene

Tabelle 1 Behandlungskonzept, Ziele und Bausteine der Migränebehandlung

Behandlung	**Ziel**	**Maßnahme**
Wissensvermittlung (Edukation)	Abbau von Angst und Unsicherheit Wissensvermittlung	„Kopfschmerzschule"
Attacken-behandlung	Rasche Schmerzkämpfung Beseitigung der Begleit-symptome (Übelkeit)	Schmerzmittel Triptan Unterstützende nicht-medikamentöse Maßnahmen
Vorbeugung (Prophylaxe)	Reduktion der Attacken-häufigkeit Reduktion der Attacken-schwere und Attacken-dauer Reduktion der Aura	Nichtmedikamentöse Verfahren (Sport, Ent-spannungsverfahren) Vorbeugend wirksame Medikamente

ihr Krankheitsbild kennen und einen günstigeren Umgang mit der Erkrankung erlernen. In Kliniken oder Kopfschmerzzentren mit einem multimodalen Therapieangebot wird dazu häufig eine Patientenschulung in Gruppen angeboten. Zusätzlich werden nichtmedikamentöse Maßnahmen wie Erlernen eines Entspannungstrainings und Ausdauersport eingesetzt. Zeitlich befristet können Medikamente hinzukommen, die die Häufigkeit von Migräneattacken verringern (Prophylaxe). Auch physikalische Therapien oder Physiotherapie können einem Teil der Betroffenen helfen; die geeigneten Verfahren sind wissenschaftlich bislang jedoch wenig untersucht.

Welchen Arzt sollte der Migränepatient aufsuchen?

Wenn eine Migräneattacke erstmalig auftritt, sollte sichergestellt werden, dass es sich um eine Migräne und nicht um eine andere Erkrankung, die ebenfalls mit Kopfschmerzen einhergehen kann, han-

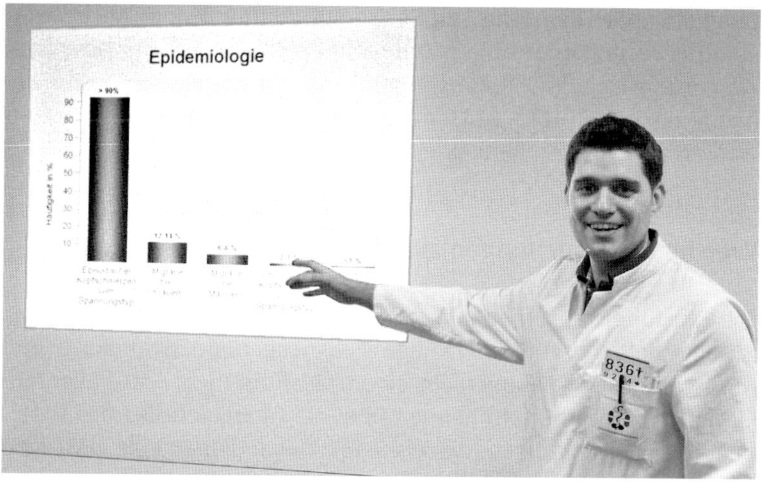

Abbildung 4 Ärztliche Edukation von Kopfschmerzpatienten

delt. Falls bei Patienten mit regelmäßigen und häufig schweren Migräneattacken einfache Schmerzmittel nicht ausreichen, kann beim Arzt eine Beratung über die Behandlung der Migräneattacken erfolgen. Dazu kann der Arzt Schmerz- oder Migränemittel verordnen. Erster Ansprechpartner ist Ihr Hausarzt. Bei typischer Vorgeschichte (Anamnese) und unauffälligem Befund der körperlichen Untersuchung ist die Diagnose weitgehend gesichert. Wenn eine hohe Schmerzintensität in der Migräneattacke besteht, es zu ausgeprägten Aurasymptomen und sehr häufigen Migräneattacken kommt und die hausärztlich vorgeschlagene Behandlung keine befriedigende Wirkung zeigt, sollte für die Diagnose und Behandlung ein Spezialist aufgesucht werden. Dies kann ein Neurologe, ein Nervenarzt oder ein Schmerztherapeut sein. Die Vorstellung bei einem Spezialisten sollte dann frühzeitig erfolgen, um z. B. einem Fehlgebrauch von Medikamenten vorzubeugen. Häufig kennen sich Neurologen am besten mit Kopfschmerzen aus, aber nicht jeder Neurologe sieht hier einen Schwerpunkt seiner Tätigkeit. Bestehen zusätzliche Belastungen, die es erschweren, den richtigen und erfolgreichen Umgang mit den Kopfschmerzen zu finden, kann eine zusätzliche verhaltenspsychologische Beratung und Behandlung sinnvoll sein. Auch wenn eine Depression oder Angststörung als Begleiterkrankung bestehen, kann ein Psychologe häufig ergänzend zur medikamentösen Behandlung helfen. Die Kosten der Behandlung beim Psychologen werden von der Krankenkasse übernommen.

Welche Untersuchungen sind bei der Migräne notwendig?

Die ausführliche Erhebung der Krankengeschichte (Anamnese) ist entscheidend für die richtige Diagnose und Behandlung von Kopfschmerzerkrankungen. In einem ausführlichen Arzt-Patienten-Gespräch werden Informationen über die Charakteristika des bestehenden Kopfschmerzes, die bisherige Behandlung, eine mögliche familiäre Belastung und andere bestehende Vorerkrankungen zusammengetragen.
Für den Arzt ist es hilfreich, wenn Sie vor dem Arztgespräch sämtliche Informationen über Ihre Kopfschmerzerkrankung und Vorerkrankungen zusammensuchen und niederschreiben. Dies ist für Sie auch eine gute Vorbereitung auf das Gespräch.
Hierzu gehören:

- Berichte von früheren Arztbesuchen
- Diagnosen bestehender Begleiterkrankungen
- eine Liste aller aktuell eingenommenen Medikamente
- Auflistung von Prophylaxen, die in der Vergangenheit bereits versucht wurden
- eine Schilderung der Kopfschmerzen (Dauer, Schmerzstärke u. a.)
- Führen eines Kopfschmerztagebuchs über einen Zeitraum von mindestens 8 Wochen

In einem Kopfschmerztagebuch werden Häufigkeit, Schwere und Art der Kopfschmerzen dokumentiert. Zusätzlich sollte das Ansprechen auf die Medikation dokumentiert werden. Wichtig ist vor allem eine Notiz darüber, welche Medikamente Sie zur Akutbehandlung der Migräneattacke in der Vergangenheit verwendet

haben, ob es unter den Medikamenten zu einer Schmerzreduktion oder sogar Schmerzfreiheit gekommen ist und ob Nebenwirkungen auftraten.
Es sollten sämtliche Tage dokumentiert werden, an denen Sie Schmerzmittel einnehmen. Auch wenn Sie Schmerzmittel nicht zur Kopfschmerzbehandlung, sondern z. B. zur Therapie von Rückenschmerzen einnehmen, sollten sie aufgeführt werden. Auch bisherige medikamentöse oder nichtmedikamentöse Maßnahmen zur Vorbeugung, die Dauer der Anwendung dieser Maßnahmen, deren Wirkung und Nebenwirkung sollten erfasst werden. Da neue Medikamente, die der Arzt zur Behandlung vorschlägt, in Wechselwirkung mit einer Dauermedikation treten können, ist es für den Arzt notwendig zu wissen, welche weiteren Arzneimittel eingenommen werden. Auch Präparate der Naturheilkunde, wie Johanniskraut, können zu Wechselwirkungen führen, deshalb sollte die Auflistung vollständig sein.
Nach der Erhebung der Anamnese folgen eine körperliche und neurologische Untersuchung. In der neurologischen Untersuchung werden die Funktion der Hirnnerven (z. B. der Gesichtsnerven, wie Nervus trigeminus, der neben Gefühl- und Schmerzweiterleitung von Kopf- und Hirnhaut auch für die Kaumuskulatur verantwortlich ist), wichtige Reflexe, die Muskelkraft (Motorik), die Oberflächenwahrnehmung der Haut für Schmerz und Berührung (Sensibilität), Koordinationsfähigkeit und bestimmte höhere Hirnfunktionen, wie Sehen, Hören, Sprechen, Gedächtnis und Orientierungsfähigkeit, überprüft.
Die Kopfschmerzanamnese sowie ein unauffälliger neurologischer Untersuchungsbefund lassen eine Kopfschmerzdiagnose meistens zu und machen weitergehende apparative Diagnostik in aller Regel überflüssig. Es ist wichtig zu wissen, dass bildgebende Untersuchungen (Kernspintomographie und Computertomographie) bei einer Migräne *unauffällige* Befunde zeigen. Die Wahrscheinlichkeit, dass bei einem Migränepatienten hier auffällige Befunde, wie z. B. ein Tumor, gefunden werden, ist bei unauffälligem körperlichem Untersuchungsbefund genauso hoch wie bei jedem anderen Menschen auch. Falls die geschilderten Beschwerden nicht typisch für eine Mi-

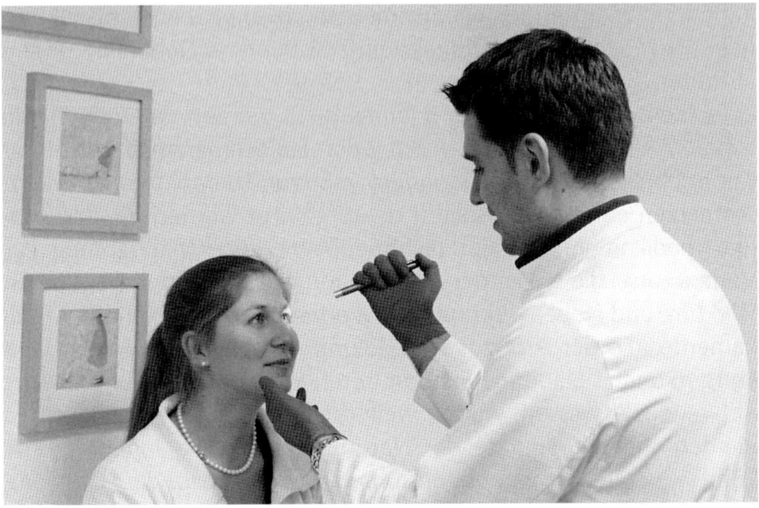

Abbildung 5 Untersuchung der Pupillenreaktion

gräne sind oder der Verdacht auf eine andere Erkrankung besteht, können Zusatzuntersuchungen notwendig werden. Verfahren, mit deren Hilfe Kopf, Gehirn und versorgende Blutgefäße dargestellt werden können, spielen hier die größte Rolle. Die Computertomographie (CT) ist ein Verfahren, das schnell und fast überall zur Verfügung steht. Mit Röntgenstrahlen werden durch einen Computer Schnittbilder errechnet. Die CT hat daher weiterhin einen hohen Stellenwert in der Notfalldiagnostik. Die Kernspintomographie, auch Magnetresonanztomographie (MRT) genannt, arbeitet mit Magnetfeldern und kommt ohne Röntgenstrahlung aus. In der feingeweblichen Darstellung (Auflösung) ist die MRT der CT deutlich überlegen. In einigen Fällen kann auch eine Elektroenzephalographie (EEG, zur Messung der Hirnströme) oder eine Doppler-/Duplexsonographie (Ultraschalluntersuchung der Gefäße zur Durchblutung des Gehirns) sinnvoll sein. Je nach Fragestellung kommen Laboruntersuchungen hinzu, um Erkrankungen des Blutes, der Leber, der Niere oder der Schilddrüse oder entzündliche Erkrankungen auszuschließen. Seltener ist eine Untersuchung von Nervenwasser (Lumbal-

punktion, Liquoruntersuchung) zum Ausschluss einer entzündlichen Erkrankung des Gehirns erforderlich. Im Rahmen einer solchen Untersuchung kann zeitgleich eine Messung des Nervenwasserdrucks (Liquordruck) erfolgen, der bei einigen Kopfschmerzerkrankungen erhöht oder erniedrigt sein kann. Zur Diagnose einer Migräne sind solche Untersuchungen normalerweise nicht notwendig.
Patienten haben häufig Sorge, etwas „Schlimmes" könnte Ursache der Kopfschmerzen sein, das ist fast nie der Fall. Unauffällige Befunde in den Untersuchungen sind eine positive Botschaft. „Ihr Gehirn sieht auf den Bildern unauffällig aus" ist eine gute und beruhigende Botschaft (anstelle des häufig zu hörenden Satzes „bei der Untersuchung kam nichts raus").

Wie kann Migräne medikamentös behandelt werden?

Schmerzmittel (Analgetika)

Zur Behandlung von Migräneattacken sind einfache Schmerzmittel wie Paracetamol weit verbreitet. Außerdem werden nichtsteroidale Antirheumatika (NSAR), wie Acetylsalicylsäure (ASS), Ibuprofen, Naproxen, Diclofenac, Phenazon oder Indometacin, in der Kopfschmerzbehandlung eingesetzt und weisen sowohl eine schmerzreduzierende als auch eine entzündungshemmende Wirkkomponente auf. Metamizol gehört als Schmerzmittel nicht dieser Gruppe an, da es nicht entzündungshemmend wirkt. Es stellt eine Alternative bei Unverträglichkeiten gegenüber nichtsteroidalen Antirheumatika oder Acetylsalicylsäure dar. Kombinationspräparate aus z. B. Acetylsalicylsäure, Paracetamol und Koffein sind rezeptfrei erhältlich. Es konnte gezeigt werden, dass sie zur Behandlung von Kopfschmerzen eine höhere Wirksamkeit als die Einzelsubstanzen besitzen. Oftmals haben Patienten bereits vor dem ersten Besuch beim Arzt Erfahrungen mit frei verkäuflichen Schmerzmitteln gesammelt. Zu den verschreibungspflichtigen Medikamenten zählen Diclofenac, Indometacin und Metamizol, Paracetamol sowie Ibuprofen und Naproxen in höheren Dosierungen. Tabelle 2 gibt einen Überblick über die Schmerzmittel, die nach den Leitlinien der Deutschen Migräne- und Kopfschmerzgesellschaft (DMKG) und nach der aktuellen Studienlage empfohlen werden können. Aufgeführt sind zudem Schmerzmittel, die aus unserer Erfahrung eine Wirksamkeit bei der Behandlung einer Migräneattacke besitzen, zu denen aber auf der Basis der aktuellen Studienlage keine generelle Empfehlung mangels Daten gegeben werden kann. Es handelt sich bei allen genannten Schmerzmitteln um nichtmigränespezifische Wirksubstanzen, d. h., sie können auch bei anderen Schmerzen gut wirken, dies unterscheidet sie von den Triptanen. Die Entscheidung für oder gegen ein Medikament ist individuell bedingt und muss Wechselwirkungen und Gegenanzeigen berücksichtigen. Welches Medikament bei welchem Migränebetroffenen gut wirkt, kann nicht vorhergesagt werden. Sprechen Sie in jedem Fall mit Ihrem Arzt.

Tabelle 2 Überblick über empfohlene Schmerzmittel

Arzneimittel (Beispiel für Handelsnamen)	Dosierung	Mögliche Nebenwirkungen (Auswahl)	Nicht anzuwenden bei (Gegenanzeigen)
Acetylsalicylsäure (ASS)[1] (z. B. Aspirin®)	900–1000 mg	Magenschmerzen, Übelkeit, Gerinnungsstörungen	Magen-Darm-Geschwüren, Blutungsneigung, im 6.–9. Monat der Schwangerschaft
Ibuprofen[1] (z. B. Aktren®, Dolormin®)	400–800 mg	Wie ASS, Schwellungen der Beine (Ödeme), Blutungen im Bereich des Magen-Darm-Trakts, Nierenfunktionsstörung, Bluthochdruck	Wie ASS, jedoch geringere Blutungsneigung, Störungen der Nierenfunktion
Phenazon (z. B. Migräne-Kranit®)	1000 mg	Siehe Ibuprofen	Siehe Ibuprofen

Fortsetzung

Tabelle 2 *Fortsetzung*

Arzneimittel (Beispiel für Handelsnamen)	**Dosierung**	**Mögliche Nebenwirkungen (Auswahl)**	**Nicht anzuwenden bei (Gegenanzeigen)**
ASS + Paracetamol + Koffein[1] (z. B. Thomapyrin®)	250–265 mg ASS + 200–265 mg Paracetamol + 50–65 mg Koffein (2 Tabletten)	Siehe ASS und Paracetamol	Siehe ASS und Paracetamol
Paracetamol (z. B. ben-u-ron)	1000 mg	Leberschäden, Veränderungen des Blutbildes, Analgetika-Asthma	Lebererkrankungen, Störungen der Nierenfunktion
Diclofenac-Kalium (Voltaren®-Migräne)	50–100 mg	Siehe Ibuprofen	Siehe Ibuprofen
Metamizol (z. B. Novalgin®)	500–1000 mg	Allergische Reaktion, Blutbildveränderungen	Störung der Knochenmarkfunktion und Erkrankung des blutbildenden Systems, Schwangerschaft
Naproxen (z. B. Proxen®)	500–1000 mg	Leberschäden	Lebererkrankungen, Störungen der Nierenfunktion

[1] Schmerzmittel der ersten Wahl nach Leitlinien der DMKG

Alle aufgeführten Schmerzmittel können zur Behandlung der Migräneattacke eingesetzt werden. Es sollte auf eine ausreichend hohe Dosis sowie die richtige Anwendung geachtet werden. Es ist gut untersucht, dass eine frühzeitige, hoch dosierte Einnahme im Anfall besser wirkt. Nicht sinnvoll ist es zu warten, bis der Schmerz maximal stark ausgeprägt ist, oder nur eine „halbe" Dosis einzunehmen, um

Medikamente zu sparen. Die Folge ist, dass Sie dann keine gute Wirkung erzielen können und häufiger die entsprechende Medikation einnehmen müssen. Schmerzmittel in löslicher oder schnelllöslicher Form, z. B. als Brausetablette, Kautablette, Granulat oder Gel, werden von vielen Betroffenen bevorzugt, da sich der Wirkstoff schneller auflöst und auf diese Weise etwas rascher aufgenommen werden kann. Zum Teil ist der Unterschied zwischen den Präparaten gering, sodass jeder Betroffene selbst prüfen muss, ob dieser Unterschied für ihn relevant ist und z. B. einen höheren Verkaufspreis rechtfertigt. Einige Medikamente, wie z. B. Paracetamol, sind auch als Suppositorium (Zäpfchen) erhältlich und können auf diese Weise vor allem bei Übelkeit und Erbrechen schneller wirken.

Sind Schmerzmittel unbedenklich?

Insgesamt treten Nebenwirkungen der Analgetika bei nur gelegentlicher Einnahme selten auf. Die meisten Menschen überschätzen die Häufigkeit von Nebenwirkungen, wie sie in der Patienteninformation eines Medikaments beschrieben werden, deutlich. So wie die Erwartungshaltung die Wirkung beeinflusst, beeinflusst sie auch die Häufigkeit des Auftretens von Nebenwirkungen. Eine regelmäßige Einnahme von Schmerzmitteln sollte jedoch vermieden werden, nicht nur, um einem Kopfschmerz durch Analgetikaübergebrauch (Folge einer zu häufigen Schmerzmitteleinnahme) vorzubeugen (siehe S. 47). Unter Paracetamol kann es zu Erhöhungen der Leberwerte im Blut und seltener zu Blutbildungsstörungen kommen. Studien haben aktuell die Frage nach einem Zusammenhang zwischen der Einnahme von Paracetamol in der Schwangerschaft oder Kindheit und dem späteren Auftreten unterschiedlicher Erkrankungen (Asthma, häufigen Nasennebenhöhlenentzündungen oder Ekzemen) aufgeworfen. Der ursächliche Zusammenhang ist bislang nicht erwiesen, eindeutige Empfehlungen können momentan nicht gegeben werden.

Acetylsalicylsäure (ASS) kann eine Verkrampfung der Atemwege (Analgetika-Asthma) auslösen und sollte wegen sehr selten auftre-

tender Nebenwirkungen auf die Leber bei Kindern vor dem 12. Lebensjahr nicht eingesetzt werden.
Auch die nichtsteroidalen Antirheumatika Ibuprofen oder Diclofenac können zu Magen-Darm-Blutungen führen oder die Nierenfunktion beeinträchtigen. Durch die Hemmung der körpereigenen Gewebehormone (Prostaglandine) können diese Schmerzmittel eine Erhöhung des Blutdrucks verursachen. Ein erhöhter Blutdruck ist ein Risikofaktor für einen Herzinfarkt oder Schlaganfall.
Metamizol reduziert in seltenen Fällen die Bildung bestimmter weißer Blutkörperchen (Agranulozytose).
In einzelnen Fällen kann auch die erstmalige Einnahme eines Medikamentes zu Unverträglichkeiten führen. Oftmals handelt es sich hierbei um Magenschmerzen, Übelkeit oder Durchfall, seltener kommt es zu schwerwiegenden „allergischen" Reaktionen (Anaphylaxie). Bei der nur gelegentlichen Einnahme dieser Medikamente sind die Risiken jedoch gering, die genannten Präparate werden weltweit millionenfach seit vielen Jahren zur Kopfschmerzbehandlung eingesetzt.
Die vorbeugende Einnahme von Schmerzmitteln vor dem Auftreten von Kopfschmerzen ist nicht sinnvoll!

Triptane

Bei den Triptanen handelt es sich um migränespezifische Wirkstoffe. Triptane sind Medikamente, die speziell für die Migränebehandlung entwickelt wurden und in der Regel keine Wirkung bei anderen Schmerzerkrankungen aufweisen. Außerdem wirken sie aufgrund ihres Mechanismus gut beim Clusterkopfschmerz. Die Namen der unterschiedlichen Wirkstoffe enden alle mit der Endsilbe „-triptan", was dieser Substanzgruppe ihren Namen verliehen hat.

Wirkungsweise von Triptanen

Triptane wirken auf die Ausbreitung des Migräneanfalls im Gehirn und reduzieren während einer Migräneattacke die Ausschüttung von schmerzvermittelnden Botenstoffen (Neurotransmitter). Ge-

Behandlung der Kopfschmerzen (Migräne)	Analgetikum (z. B. Ibuprofen 400–600 mg)
	oder
	Triptan (Tabl., Schmelztabl., Nasenspray, Injektion)
	oder
	Triptan + Analgetikum (z. B. Naxopren 500 mg)
Basis-Maßnahmen	Behandlung der Übelkeit
	Pause einlegen + Rückzug

Abbildung 6 Attackentherapie der Migräne

meinsam ist allen Triptanen ihr Wirkungsmechanismus: Sie wirken nicht nur über eine verminderte Schmerzweiterleitung im Gehirn, sondern auch dadurch, dass sie die erweiterten Gefäße des Gehirns und der Hirnhaut wieder verengen, die für die pulsierenden Kopfschmerzen während der Migräneattacke verantwortlich sind. Von der Einnahme eines Triptans während einer Aura wird abgeraten. Triptane führen nicht zur Linderung der Aurasymptomatik. Die gefäßverengende Wirkung der Triptane tritt vor allem im Bereich der erweiterten Gefäße der Hirnhaut auf. Gefäßerkrankungen, wie koronare Herzerkrankungen, Herzinfarkt, flüchtige oder bleibende Durchblutungsstörungen des Gehirns (Schlaganfall), der Arme oder Beine (periphere arterielle Verschlusserkrankung) oder Raynaud-Symptomatik (Durchblutungsstörung an Finger und Zehen), sind daher Gegenanzeigen für die Einnahme eines Triptans. Vorsichtig müssen auch Patienten mit Risikofaktoren wie schlecht eingestelltem hohem Blutdruck sein. Triptane sollten zudem nicht untereinander oder mit Ergotaminen kombiniert eingenommen werden. Tabelle 3 zeigt eine Liste der in Deutschland erhältlichen Triptane, geordnet nach dem Jahr ihrer Zulassung, mit dem jeweiligen Handelsnamen, der Anwendungsform und den Dosierungen.
Triptane gehören zu den am besten wirksamen Medikamenten zur Behandlung einer akuten Migräneattacke, da sie nicht nur den Migränekopfschmerz schnell und effektiv bekämpfen, sondern auch zu einer Linderung der Begleiterscheinung der Migräne führen kön-

Tabelle 3 In Deutschland erhältliche Triptane

Wirkstoff	Handelsname (Beispiele)	Tablette	Schmelztablette	Nasenspray	Subkutanspritze oder nadelloser Injektor	Suppositorien
Sumatriptan	*Imigran®*, *Sumatriptan-Hormosan®*	50 und 100 mg	–	10 und 20 mg	6 mg	25 mg
Zolmitriptan	*AscoTop®*, *Zomig®*	2,5 und 5 mg	2,5 und 5 mg	5 mg	–	–
Naratriptan	*Naramig®*, *Formigran®**	2,5 mg	–	–	–	–
Rizatriptan	*Maxalt®*	5 und 10 mg	5 und 10 mg	–	–	–
Almotriptan	*Almogran®*, *Dolortriptan®**	12,5 mg	–	–	–	–
Eletriptan	*Relpax®*	20 und 40 mg	–	–	–	–
Frovatriptan	*Allegro®*	2,5 mg	–	–	–	–

* Aktuell in der Apotheke frei verkäuflich (rezeptfrei) erhältlich

nen. Im Durchschnitt kommt es innerhalb von 90 Minuten zu einer deutlichen Reduktion der Kopfschmerzen. Zwei Stunden nach der Einnahme besteht bei bis zu 50 % der Patienten Kopfschmerzfreiheit. Das individuelle Ansprechen kann besser, aber auch schlechter sein; dies sind die Daten, die sich aus den klinischen Studien ergeben. Insgesamt sind Triptane bei bis zu 90 % der Migränepatienten wirksam. Migränepatienten, die auf keines der erhältlichen Triptane eine Kopfschmerzlinderung erfahren, sind eher selten. Statistisch gesehen, wirkt jedes Triptan aber nur in 70 % der Migräneattacken. Dies bedeutet, dass unter zehn behandelten Migräneattacken drei sein können, bei denen das sonst sehr zuverlässig wirksame Triptan einmal nicht wirkt. In diesem Fall sollte das Triptan nicht erneut eingenommen werden und ein Behandlungsversuch mit einem Analgetikum erfolgen. Grundsätzlich kann fast jeder Migränepatient ein passendes Triptan finden, auf dessen zuverlässige Wirksamkeit vertraut werden kann. Es kann notwendig sein, ein Triptan in mindestens drei verschiedenen Migräneattacken auszuprobieren, um eine Aussage über die Wirksamkeit machen zu können. Häufig kommt es durch eine fehlerhafte Einnahme dazu, dass der Patient auf ein bestimmtes Triptan scheinbar nicht anspricht. Dies kann an einer zu geringen Dosis liegen, an einer zu späten Einnahme oder an einer unzureichenden Aufnahme der Substanz über den Magen-Darm-Trakt bei Übelkeit und Erbrechen. Die meisten Patienten nutzen Triptane als Tabletten. Wenn eine Einnahme unterwegs, z. B. auf einer Zugreise, notwendig wird, kann die Anwendung einer Schmelztablette hilfreich sein, da sich diese bereits im Mund auflöst und daher im Unterschied zur normalen Tablette auf Flüssigkeit zur Einnahme verzichtet werden kann. Die Aufnahme des Wirkstoffes erfolgt jedoch nicht über die Mundschleimhaut, sondern ebenfalls über den Magen-Darm-Trakt. Die Wirkung kann im Vergleich zur Tablette etwas schneller eintreten. Falls es schon zu Beginn einer Migräneattacke zu vermehrter Übelkeit und Erbrechen kommen sollte, ist ein Triptan als Nasenspray oder Zäpfchen sinnvoll. Für besonders schwer betroffene Patienten mit ausgeprägter Übelkeit, Erbrechen und Durchfall während der Migräneattacke besteht die Möglichkeit einer Injektion des Triptans unter die Haut durch den Patienten selbst. Besonders hilfreich ist dies, wenn Patienten mit schwersten Migräneattacken aus dem Schlaf erwachen. Hierzu sind aktuell zwei Autoinjektoren („fertige Spritzen") (Imigran injekt® oder Sumatriptan-Hormosan® Injekt) verfügbar. Die Verabreichung unter die Haut wirkt deutlich schneller als die Einnahme einer Tablette, bereits nach 15 Minuten tritt eine deutliche Schmerzreduktion ein. Eine stärker und schneller wirksame Behandlung für eine Migräneattacke ist zurzeit nicht verfügbar. Die Injektionen werden als vorbereitete Spritzen geliefert, trotzdem ist es sinnvoll, sich die Handhabung anhand eines Modells beim Arzt zeigen zu lassen und die Patienteninformation zu lesen. Nachteilig sind die dabei entstehenden Abfallmengen.

Der Unterschied der einzelnen Triptane findet sich nicht nur in der Anwendungsform, sondern auch in der Wirkstärke, der Schnelligkeit des Wirkungseintritts, der Wirkungsdauer und der Häufigkeit des Auftretens von Nebenwirkungen. Naratriptan (Formigran®) und Almogran (Dolortriptan®) sind aktuell frei verkäuflich (rezeptfrei) in der Apotheke erhältlich. Naratriptan hat eine etwas längere Wirkungsdauer als viele andere Triptane, die Wirkung scheint dafür im Vergleich zu anderen Triptanen für einige Patienten etwas schwächer zu sein. Mögliche Nebenwirkungen werden jedoch seltener berichtet. Frovatriptan (Allegro®) ist das mit Abstand am längsten wirksamste Triptan. Deshalb kommt es seltener zur Wiederkehr von Kopfschmerzen als unter kürzer wirkenden Triptanen, deren Wirkungseintritt manchmal etwas rascher erfolgt. Sumatriptan, Zolmitriptan, Rizatriptan, Eletriptan und Almotriptan gehören zu den mittelstarken bis stark wirksamen Triptanen. Rizatriptan und Eletriptan zeichnen sich durch einen schnelleren Wirkungseintritt aus. Für Almotriptan wird eine besonders gute Verträglichkeit berichtet. Letztlich kann nur durch vergleichende Einnahme unterschiedlicher Triptane der optimale Wirkstoff für den einzelnen Migränepatienten gefunden werden. Eine generelle Empfehlung, welches Triptan am besten geeignet ist, kann deshalb nicht gegeben werden.

Die Kosten der Triptane sind sehr unterschiedlich: Nasensprays und Injektionen sind deutlich teurer als Tabletten. Durch eine Regelung, die einen maximalen Erstattungsbetrag für Triptane durch Krankenkassen festlegt (Festbetragsregelung) sind bei einigen Triptanen zurzeit Zuzahlungen durch die Patienten notwendig. Die Preise der Präparate verändern sich fortlaufend.

Insgesamt ist die Verträglichkeit von Triptanen gut. Mögliche Nebenwirkungen sind aufgrund der kurzen Wirksamkeit der Triptane meist schnell rückläufig. Typische Nebenwirkungen sind vor allem Müdigkeit, Benommenheit, Schwindel, Kribbeln oder Missempfindungen an Händen oder Füßen, allgemeines Schwächegefühl, Nackenschmerzen oder ein Engegefühl sowie Schmerz oder Druck im Bereich des Brustkorbes. Ein Teil dieser Symptome kann aber auch von der Migräne selbst herrühren. Bei der Triptaninjektion kann es zu vorübergehenden Schmerzen, zu einer Rötung, Schwellung, Blutung oder zu Blutergüssen im Bereich der Injektionsstelle kommen. Nasensprays können zu leichten Geschmacksstörungen oder Reizungen im Bereich des Nasenrachenraumes führen.

Ergotamine

Ergotamine gehören zu den älteren Migränemitteln, sind aber aufgrund des Nebenwirkungsprofils nicht mehr Mittel der ersten Wahl. Ergotamine sind Mutterkornalkaloide – Substanzen, die ursprünglich von Getreidepilzen stammen. In Studien, in denen Ergotamine mit Triptanen verglichen wurden, erwiesen sie sich als unterlegen. Dies beruht möglicherweise auch auf einer unvollständigen und individuell sehr unterschiedlichen Aufnahme über den Magen-Darm-Trakt. In Deutschland ist derzeit nur noch ein Ergotamin-Präparat (Ergotamintartrat) als Tablette zu 2 mg erhältlich. Die große Vielzahl der früher erhältlichen ergotaminhaltigen Mischpräparate ist nicht mehr verfügbar, da die Zulassung in der Zwischenzeit zurückgezogen wurde. Ergotamine führen zu einer Verengung von erweiterten Blutgefäßen und wirken bei der Migränebehandlung ähnlich wie Triptane. Trotz begrenzter Wirksamkeit besteht eine relativ lange Wirkungsdauer, sodass für Patienten mit sehr lang anhaltenden Migräneattacken und Wirkungslosigkeit anderer Schmerzmittel Ergotamine möglicherweise noch eine Alternative darstellen könnten. Ergotamine werden außerdem noch in der Kurzzeitprophylaxe des Clusterkopfschmerzes eingesetzt, wenn andere Präparate nicht wirken. Typische Nebenwirkungen von Ergotaminen sind neben Übelkeit und Erbrechen Kältegefühl, Muskelkrämpfe, Muskelschwäche, Durchfall, Muskelschmerzen, Missempfindungen im Bereich der Arme und Beine, Herzschmerzen, kurzfristige Herzrhythmusstörung, Durchblutungsstörung und bei längerer Anwendung die Entwicklung eines Dauerkopfschmerzes; treten diese Wirkungen ausgeprägt gemeinsam auf, bezeichnet man dies als Ergotismus. Zudem kann es bei dauerhafter Anwendung zur narbigen Gewebeveränderung (Fibrosierung) von Organen wie der Lunge, kommen. Ergotamine sollten nicht in der Schwangerschaft, in der Stillzeit sowie bei Kindern unter 12 Jahren eingesetzt werden. Darüber hinaus bestehen die gleichen Gegenanzeigen wie auch unter der Therapie mit Triptanen. Auch bei Leber- und Nierenfunktionsstörungen sollte Ergotamin nicht verschrieben werden.

Opioide

Opioide sind Morphiumabkömmlinge. Wirkstoffe, die zu dieser Gruppe gehören, heißen z. B. Tramadol, Tilidin oder Oxycodon. Bei Codein handelt es sich um einen schwach wirksamen Morphiumabkömmling, der in Kombinationspräparaten mit einfachen Schmerzmitteln enthalten sein kann. Opioide sind als Analgetika bei primären Kopfschmerzerkrankungen wie der Migräne nur unzureichend wirksam und sollten hierzu nicht verwendet werden. Die Einnahme während der Migräneattacke kann Begleitsymptome wie Übelkeit und Erbrechen sogar verstärken. Darüber hinaus kann bei Einnahme von Opioiden eine körperliche Abhängigkeit entstehen und die Beendigung der Therapie problematisch werden (Entzugssymptome) (siehe S. 47). Von der Einnahme opioidhaltiger Mischpräparate, die z. B. Codein enthalten, wird bei Kopfschmerzen grundsätzlich abgeraten. Opioide sind manchmal bei Kopfschmerzen infolge anderer Erkrankungen wirksam (sekundäre Kopfschmerzen) und werden in Einzelfällen dann gezielt verordnet.

Behandlung von Übelkeit und Erbrechen im Migräneanfall

Übelkeit und Erbrechen gehören zu den häufigsten Begleitsymptomen einer Migräneattacke und lassen sich bei schweren Verläufen nur unzureichend durch die Einnahme von Triptanen oder Schmerzmitteln verbessern. Eine große Anzahl von Patienten ist daher auf die zusätzliche Einnahme von Medikamenten gegen Übelkeit und Erbrechen angewiesen. Tabelle 4 zeigt die drei häufigsten Medikamente gegen Übelkeit und Erbrechen, sogenannte Antiemetika, die in der Migränetherapie zum Einsatz kommen.
Während der Migräneattacke kommt es reflektorisch zu einer Lähmung des Magens, die mit der Dauer der Migräneattacke weiter

anhält. Diese reflektorische Lähmung des Magens muss nicht unbedingt mit dem Symptom Übelkeit einhergehen. Medikamente, die zu diesem Zeitpunkt über den Mund eingenommen werden, werden nicht über den Magen transportiert, sondern bleiben in diesem liegen und können somit nicht im Darm aufgenommen werden und ihre Wirkung entfalten. Medikamente gegen Übelkeit sorgen dafür, dass der Magen seine Transporttätigkeit wieder aufnimmt und können somit zu einer besseren Wirkung von Schmerz- bzw. Migrä-

Tabelle 4 Die 3 häufigsten Antiemetika in der Migränetherapie

Substanz	Dosis	Mögliche Nebenwirkungen (Auswahl)	Nicht verwenden bei
Metoclopramid (z. B. MCP®, Paspertin®)	10–20 mg als Tablette oder Tropfen (nur noch in niedriger Konzentration erhältlich), 20 mg als Zäpfchen, (10 mg intramuskulär oder intravenös)	Unwillkürliche Bewegungen von Augen, Zunge und Schlundmuskeln, muskulärer Schiefhals, Unruhezustände	Kindern unter 14 Jahren, Neigung zu unwillkürlichen Bewegungen, Epilepsie, Schwangerschaft, Tumoren der Hirnanhangsdrüse
Domperidon (Motilium®)	20–30 mg als Tablette oder Tropfen	Seltener als bei Metoclopramid, Störungen der Regelblutung oder Potenz, Libidoverlust	Kindern unter 10 Jahren, sonst siehe Metoclopramid, aber geringer ausgeprägt und seltener
Dimenhydrinat (z. B. Vomex®)	50–100 mg als Tablette oder Tropfen, 40–150 mg als Zäpfchen, (60 mg intramuskulär oder intravenös)	Schläfrigkeit und Benommenheit, Mundtrockenheit, Erhöhung des Herzschlages, Sehstörung, Erhöhung des Augeninnendrucks, Störung des Wasserlassens	Herzrhythmusstörung, Grünem Star, ausgeprägter Prostatavergrößerung, im drittem Schwangerschaftsdrittel

nemitteln beitragen. Zudem scheint der Wirkstoff Metoclopramid selbst einen schmerzreduzierenden Effekt im Migräneanfall zu besitzen. Metcoclopramid sollte vor dem 14. Lebensjahr nicht eingenommen werden, da der Wirkstoff vorübergehende Bewegungsstörungen (z. B. unwillkürliche Bewegungen des Mundes und der Zunge, sogenannte Dyskinesien) auslösen kann und dies bei Kindern deutlich häufiger auftritt als bei Erwachsenen. Die Zulassung von Tropfen mit hoher Konzentration wurde im April 2014 zurückgezogen, es sind nur noch Präparate mit niedriger Konzentration erhältlich.
Eine gute wirksame Akutmedikation trägt auch zur Verringerung des Chronifizierungsrisikos bei. Patienten, die in der Attacke nicht auf ein zuverlässig wirksames Medikament zurückgreifen können, brauchen mehr Akutmedikation, entwickeln häufiger einen Übergebrauch und werden häufiger einen chronischen Verlauf der Erkrankung erleiden.

Wie kann man menstruelle Migräne behandeln?

Die Veränderung im hormonellen Zyklus der Frau ist ein häufiger Trigger von Migräneattacken. Ganz überwiegend treten dabei Migräneattacken ohne Aurasymptome auf. Migräneattacken, die im Zusammenhang mit der Regelblutung auftreten, sind häufig schwerer und länger andauernd als Migräneattacken in der übrigen Zeit. Es ist deshalb nicht erstaunlich, dass die Behandlung schwieriger und weniger erfolgreich sein kann.
Die Kopfschmerzklassifikationen unterscheiden zwei Arten von Migräne im Zusammenhang mit dem Hormonzyklus:

- **Menstruelle Migräne**: Migräneattacken treten ausschließlich zur Regelblutung auf, dies betrifft etwa 10 % aller Frauen mit Migräne.

- **Menstruationsassoziierte Migräne**: Migräneattacken treten vor allem um die Monatsblutung herum, aber gelegentlich auch außerhalb dieser Zeit, auf. Dies betrifft ca. 30 % aller Frauen mit Migräne.

Die Behandlung einer Migräne im Zusammenhang mit dem Hormonzyklus erfolgt wie die Behandlung einer Migräneattacke sonst auch. Zur Akuttherapie werden Schmerzmittel oder Triptane und zusätzlich Medikamente gegen die Übelkeit eingesetzt. Durch die Länge und Schwere der Attacken kann die Einnahme der Akutmedikation in höherer Dosierung (z. B. zweimal täglich) oder über mehrere Tage in Folge notwendig werden. Eine prophylaktische Behandlung kann notwendig werden. Neben den sonst üblichen Medikamenten zur vorbeugenden Migränebehandlung kann auch eine Therapie mit einem Hormonpräparat wirksam sein. Sinnvoll ist bei beiden Formen der Versuch mit einem Hormonpräparat, das durchgehend eingenommen werden kann, um die Menstruation über einen längeren Zeitraum zu unterdrücken. Im Abstand von 3–6 Monaten erfolgt dann eine Einnahmepause, dann kommt es auch zur Regelblutung. Oftmals nehmen Patientinnen bereits ein orales Kontrazeptivum/Hormonpräparat („die Pille") ein. Ansprechpartner für Informationen zu den verschiedenen Therapie- bzw. Umstellungsmöglichkeiten ist der/die betreuende Frauenarzt/Frauenärztin. Falls eine Hormontherapie nicht gewünscht wird oder Gegenanzeigen für die Einnahme von Hormonpräparaten bestehen, kann vor allem bei menstruationsabhängiger Migräne – z. B. jeden Monat 4–7 Migränetage hintereinander im Rahmen der Menstruation – als Kurzzeitprophylaxe alternativ das Analgetikum Naproxen (besitzt eine längere Wirksamkeit als Ibuprofen) oder auch ein lang wirksames Triptan (z. B. Frovatriptan) versuchsweise eingesetzt werden. Es gibt auch zahlreiche Studien zum Einsatz von Östrogenpflastern, die jedoch zum Teil widersprüchliche Ergebnisse erbrachten. Die Entscheidung über die Einnahme oder Anwendung von Hormonen muss individuell erfolgen, eine generelle Empfehlung kann hier nicht abgegeben werden. Grundsätzlich wird empfohlen, solche Prophylaxestrategien über jeweils drei Zyklen zu versuchen und bei Wirkungslosigkeit dann auch zu beenden.

Können Kopfschmerzmittel Kopfschmerzen auslösen? Kopfschmerz durch Medikamentenübergebrauch

Werden Triptane und/oder Schmerzmittel zu häufig eingenommen, kann es paradoxerweise zu einer Zunahme von Kopfschmerzen bzw. von Migräneattacken kommen. Ursache ist in der Regel nicht eine Abhängigkeit von Medikamenten, sondern ein falscher Umgang mit Schmerz- bzw. Migränemitteln. Hat ein Patient keine anderen Behandlungswege als nur die Einnahme von Akutmedikation erläutert bekommen und leidet er sehr häufig unter Kopfschmerzen, beginnt ein Teufelskreis, an dessen Ende die tägliche Schmerzmitteleinnahme und ein täglicher Kopfschmerz stehen können.
Welche Mechanismen genau zu dieser Entwicklung führen, ist unzureichend erforscht. Eine Rolle spielen Verhaltensaspekte sowie eine zunehmende Überempfindlichkeit (Sensitisierung) im Gehirn, die sich in einem Kreislauf bei täglicher Einnahme von Schmerz- und Migränemitteln immer weiter verstärkt.
Die ständige Einnahme von Schmerz- und Migränemitteln verändert auch das Beschwerdebild des ursprünglichen Kopfschmerzes nach und nach. Der Kopfschmerz durch Übergebrauch von Triptanen oder Schmerzmitteln führt meist zu einem täglichen dumpf-drückenden Dauerkopfschmerz, der auch häufiger beidseitig ausgeprägt ist. Die Schmerzstärke nimmt insgesamt etwas ab. Die Begleitsymptome der Migräne sind weniger stark ausgeprägt. Die Unterscheidung zu einem Kopfschmerz vom Spannungstyp fällt den Betroffenen dann schwerer. Der typische migräneartige Kopfschmerz mit den Begleitsymptomen der Migräne besteht dann nur noch an einem Teil der Kopfschmerztage.
Der Grenzwert, den die Kopfschmerzklassifikation für die Diagnose eines Kopfschmerzes durch Übergebrauch von Triptanen vorsieht, liegt bei 10 und mehr Einnahmetagen im Monat, für einfache Analgetika (z. B. ASS, Ibuprofen) liegt er bei 15 Einnahmetagen, für Mischpräparate wiederum bei 10 Einnahmetagen.
Die Faustregel für die Einnahme von Triptanen oder Schmerzmitteln lautet deshalb:

Schmerz- und Migränemittel sollen nicht häufiger als an 10 Tagen im Monat eingenommen werden und möglichst nicht mehr als drei Tage hintereinander!

Um einen besseren Überblick über die Einnahmehäufigkeit zu behalten, kann Ihnen ein Kopfschmerzkalender helfen.

Wenn Sie mindestens 2 der nachfolgenden 3 Fragen mit „Ja" beantworten, ist es möglich, dass Sie an einem Kopfschmerz durch Medikamentenübergebrauch leiden (Kieler Kopfschmerztest):

1. Nehmen Sie an mehr als 10 Tagen pro Monat Medikamente zur Akutbehandlung Ihrer Kopfschmerzen ein?
2. Treten Kopfschmerzen an mehr als 15 Tagen pro Monat auf?
3. Nehmen die Kopfschmerzen in ihrer Häufigkeit immer mehr zu?

Wie erfolgt die Behandlung eines Kopfschmerzes durch Medikamentenübergebrauch?

Wenn Sie wegen Kopfschmerzen oder Migräne täglich Schmerzmittel oder Triptane einnehmen, machen Sie sich Sorgen um Ihre Gesundheit – das ist gut verständlich. Es bestehen dabei drei wesentliche Probleme, die bei der Behandlung berücksichtigt werden müssen:

1. Die häufige oder tägliche Einnahme von Schmerz- oder Migränemitteln führt zum immer weiteren Anstieg der Kopfschmerzhäufigkeit bis hin zum täglichen Kopfschmerz.
2. Die häufige oder tägliche Einnahme von Schmerzmitteln kann zu Veränderungen der Leber- und Nierenfunktion, zu Magenbluten und Bluthochdruck führen.
3. Die vorbeugende Migränebehandlung ist weniger gut wirksam oder unwirksam.

Grundsätzlich ist der Kopfschmerz bei Übergebrauch von Triptanen oder Schmerzmedikamenten gut behandelbar. Etwa 75 % der Patienten, die es schaffen, die häufige Einnahme der Akutmedikation zu beenden, verlieren ihren Dauerkopfschmerz. Es kommt dann wieder zu einzelnen, deutlich abgrenzbaren und weniger häufigen Attacken (episodische Kopfschmerzerkrankung). Diese einzelnen Attacken lassen sich dann auch wieder gezielt und gut behandeln. Im Anschluss ist auch die vorbeugende Medikation wieder besser wirksam. Sinnvoll ist zunächst eine Einnahmepause der Schmerz- und Migränemittel. Dies wird häufig auch als „Medikamentenentzug" bezeichnet, gleichwohl es sich meist nicht um eine Abhängigkeit handelt. Wir bevorzugen deshalb die Bezeichnung **Schmerzmittelpause.** Analgetika und Triptane können von einem Tag zum anderen weggelassen werden. Dadurch kann es vorübergehend zu einer Zunahme von Kopfschmerzen (Entzugskopfschmerz) kommen. Auch Unruhe und Schlaflosigkeit können auftreten. Hier brauchen Sie eine engmaschige ärztliche Unterstützung und Motivation. Häufig lassen sich diese Symptome durch die Gabe von Kortison über einige Tage und durch schmerzdistanzierende Medikamente, die vorübergehend eingesetzt werden, lindern. Wichtig ist, dass zeitgleich eine vorbeugende Medikation (Prophylaxe) begonnen wird. Eine solche Medikamentenpause kann ambulant, tagesklinisch oder stationär durchgeführt werden.

Der Zusammenhang zwischen zu häufiger Einnahme von Akutmedikation und Kopfschmerzzunahme muss zunächst erläutert werden. Die meisten Betroffenen geraten in diesen Kreislauf über längere Zeit hinein und machen sich über dieses Verhalten durchaus Gedanken und schlucken nicht bedenkenlos Schmerzmittel oder Triptane. Erstaunlicherweise gelingt es hoch motivierten Patienten, die „nur" einfache Schmerzmittel übergebrauchen, manchmal auch nach einem ärztlichen Gespräch, ohne dass das Problem bewusst wird, den Übergebrauch ohne weitere Behandlung zu beenden. Ob eine Medikamentenpause ambulant, tagesklinisch oder stationär durchgeführt wird, hängt somit vom Ausmaß der Belastungen, aber auch von der Verfügbarkeit ambulanter und tagesklinischer Therapieangebote am Wohnort ab. Wichtig ist deshalb, dass eine vorbeugende

Tabelle 5 Zuordnung zum optimalen Behandlungsumfeld bei Kopfscherz durch Medikamentenübergebrauch

Ambulante Durchführung einer Medikamentenpause	Tagesklinische oder stationäre Durchführung einer Medikamentenpause
Übergebrauch eines einfachen Schmerzmittels (z. B. Ibuprofen)	Versuch einer ambulanten Medikamentenpause zuvor gescheitert
Keine schwerwiegende psychische Beeinträchtigung	Nahezu tägliche Einnahme von Kombinationspräparaten oder Einnahme zusätzlicher weiterer Substanzen (Schlaf- und Beruhigungsmittel)
Stabile Lebenssituation (z. B. unterstützendes familiäres Umfeld)	Zusätzliche körperliche Erkrankungen und weitere Schmerzerkrankungen (z. B. Rückenschmerz)
	Ausgeprägte psychische Belastungen oder weitere psychische Erkrankungen (Angststörung, Depression), schwierige Lebenssituation (z. B. schwerwiegende Konflikte im familiären oder beruflichen Umfeld)

Behandlung begonnen wird und die Betroffenen genau über dieses Krankheitsbild informiert sind. Sinnvoll sind eine engmaschige Betreuung beim Arzt, das Führen eines Kopfschmerz- und Medikamententagebuches und eine umfangreiche Schulung. Diese Schulung kann in Gruppen erfolgen. Angeboten werden solche Schulungen sowohl tagesklinisch in den wenigen deutschen Kopfschmerzzentren als auch in einigen Kliniken, die sich auf die Behandlung dieser Erkrankungen spezialisiert haben. Ein umfassendes Therapieangebot mit Informationsvermittlung, Anleitung und intensiver ärztlicher und auch verhaltenspsychologischer motivierender Mitbetreuung ist stationär oder für weniger schwer Betroffene tagesklinisch am besten verfügbar. Problematisch ist jedoch, dass viele Betroffene nach ein bis zwei Jahren wieder zum alten und auch „falschen" Einnahmeverhalten von Schmerzmedikamenten zurückkehren und der Teufelskreis erneut beginnt. Die Rückfallrate beträgt bis zu 40 % nach zwei Jahren. Wenn die Behandlung mit guter Anleitung erfolgte und die Betroffenen auch nach der Medikamentenpause eine gute Weiterbetreuung haben, sinkt dieses Risiko auf unter 10 % ab. Kopfschmerzpatienten sollten beachten, dass im Medikamententagebuch jede Schmerzmitteleinnahme dokumentiert werden sollte, auch wenn die Schmerzmedikation aus einem anderen Grund, z. B. zur Behandlung von Gelenk- oder Rückenschmerzen, eingenommen wurde. Es zählt jeder Einnahmetag.

Welchen Stellenwert haben alternative Verfahren zur Behandlung der Kopfschmerzen?

Etwa 80 % aller Kopfschmerzpatienten geben an, neben Schmerzmitteln und der ärztlich verordneten Medikation auch alternative Behandlungsversuche angewendet zu haben. Dies umfasst naturheilkundliche Verfahren, Homöopathie, Akupunktur, spezielle körperliche Behandlungsmethoden, Diäten und vieles andere. Darüber hinaus kommen noch Verfahren aus der Physiotherapie und der physikalischen Therapie zum Einsatz. Einen Teil dieser Behandlungen erleben Patienten als sehr hilfreich, für einige konnte eine gute Wirksamkeit gezeigt werden. Insgesamt gibt es jedoch zahlreiche medikamentöse und nichtmedikamentöse Verfahren zur Vorbeugung der Migräne, deren Wirkung in wissenschaftlichen Studien nicht nachgewiesen werden konnte oder für die es bislang keine ausreichenden Studien gibt, um die Wirksamkeit zu belegen. Häufig sind diese Verfahren jedoch nicht wirksamer als eine Scheinbehandlung, d. h. eine Behandlung mit einem sogenannten Placebo. Bei einzelnen Patienten lassen sich erstaunlich gute Behandlungsergebnisse beobachten. Von operativen Verfahren, für die nicht ausreichend wissenschaftliche Belege vorliegen, raten wir klar ab (z. B. Gebärmutterentfernung). Andere Verfahren können versucht und individuell beurteilt werden, auch wenn wissenschaftliche Beweise der Wirksamkeit noch unzureichend sind (z. B. Fußreflexzonenmassage). Zu den Verfahren mit mangelhafter Datenlage oder umstrittener Wirksamkeit zählen:

- Massagen
- chiropraktische Manöver
- Osteopathie
- Spritzen im Bereich der Halswirbelsäule
- Neuraltherapie
- Psychophonie
- Eigenblutbehandlung
- Homöopathie
- operative Entfernung der Gebärmutter
- Sauerstofftherapie
- Reflexzonenmassage
- Entfernung von Amalgamfüllungen
- Operation an den Nasennebenhöhen
- operative Entfernung der Rachenmandeln
- operative Durchtrennung bestimmter Gesichtsmuskeln

Zur manuellen Therapie wurde eine Reihe von Studien durchgeführt, die Hinweise auf eine mögliche Wirksamkeit bei einigen Kopfschmerzarten geben, für Migräne ist die Wirksamkeit bislang nicht klar bewiesen.
Ob Aufbissschienen tatsächlich gegen häufige Migräneanfälle wirken, wurde bislang nicht untersucht. Es besteht jedoch ein Zusammenhang zwischen einer kraniomandibulären Dysfunktion (CMD) oder Myoarthropathie der Kaumuskulatur und der Häufigkeit von Migräneattacken. Es scheint jedoch so zu sein, dass eine CMD auch ein Ausdruck für eine hohe Stressbelastung ist und nicht die Ursache der Kopfschmerzen.

Welchen Stellenwert hat Akupunktur in der Migränebehandlung?

Es ist unklar, ob Akupunktur zur Migräneprophylaxe gut wirksam ist. In offenen Beobachtungsstudien (ohne Vergleichstherapie) gibt es eine sehr hohe Patientenzufriedenheit und Berichte über eine sehr gute Wirkung bei einem Teil der Patienten. Schwierig ist jedoch der

Nachweis unter kontrollierten Bedingungen mit einer Vergleichstherapie. In bisherigen großen Studien wurde gezeigt, dass Minimal- oder Scheinakupunktur, bei der der Akupunkteur die Nadeln an scheinbar beliebigen Stellen des Körpers einsticht, ebenso wirksam sein kann wie eine Akupunktur nach den Vorgaben der Traditionellen Chinesischen Medizin (TCM). Möglicherweise kommen noch Placeboeffekte zur Behandlung hinzu. Eine entscheidende Rolle spielt die Wirksamkeitserwartung der Behandelten. Hierunter versteht man die Überzeugung, eine Therapie zeige einen guten Behandlungserfolg – solche Wirksamkeitserwartungen gibt es auf Seiten der Patienten und der Behandler. Von den Krankenkassen wird die Akupunktur zur Kopfschmerzbehandlung aktuell nicht als Regelleistung erstattet. Es gibt keine Gründe, Akupunktur bei Patienten, die in der Vergangenheit eine gute Wirkung erfuhren, nicht erneut einzusetzen.

Mit welchen nichtmedikamentösen Maßnahmen lassen sich Kopfschmerzen lindern?

Nicht immer müssen Kopfschmerzen medikamentös behandelt werden. Bei schweren Migräneattacken wird man um eine Medikation meist nicht herumkommen, diese sollte dann auch nicht zu spät im Anfall eingenommen werden. Wann immer es möglich ist, sollte beachtet werden, dass der Migräneanfall ein Ruf unseres Gehirns nach einer Pause ist. Es ist deshalb sinnvoll, eine Pause einzulegen, auch wenn die Akutmedikation die Kopfschmerzen selbst wirksam bekämpft. Wichtig sind Maßnahmen wie Reizabschirmung, Ruhe und Schlaf. Wegen der Begleitsymptome Licht- und Geräuschempfindlichkeit und des Ruhebedürfnisses im Migräneanfall sollte, wenn möglich, ein ruhiger Ort aufgesucht werden. Auch einige Stunden Schlaf helfen vielen Patienten gut während der Attacke. Vielen Patienten hilft zusätzlich eine lokale Kühlung der Stirn und des Nackens mittels Cool-Packs. Während bei Migräne im akuten Anfall Ruhe und Reizabschirmung wichtig sind, kann bei Kopfschmerzen vom Spannungstyp Bewegung – vorzugsweise an der frischen Luft –

oder Entspannungstraining den Schmerz lindern. Bei Kindern sind einige Stunden Schlaf in der Migräneattacke häufig ausreichend und eine Schmerzmedikation muss nicht in jedem Fall eingenommen werden. Wenn diese Maßnahmen nicht ausreichen, können auch Kinder effektiv medikamentös behandelt werden.
Leichtere Kopfschmerzen lassen sich häufig ohne Medikamente mit sogenannten Hausmitteln sehr effektiv behandeln. Mit ätherischen Ölen wie Pfefferminzöl, flächig auf Schläfen, Stirn und Nacken aufgetragen, verbunden mit einer leichten Massage, lassen sich Kopfschmerzen gut lindern. Bei Kopfschmerzen vom Spannungstyp hat die lokale Anwendung von 10%igem Pfefferminzöl eine vergleichbare Wirkung wie die Einnahme von 1 g Paracetamol, das konnte in wissenschaftlichen Studien nachgewiesen werden. Viele Menschen haben die Erfahrung gemacht, dass eine Tasse starker Kaffee gegen Kopfschmerzen hilft, die Wirkung soll durch Zitronensaft im Kaffee noch gesteigert werden. Nachgewiesen ist aber nur die Wirkung des Koffeins.
Sowohl Wärme- als auch Kälteanwendungen haben sich bei Kopfschmerzen bewährt. Bei Kopfschmerzen vom Spannungstyp können ein entspannendes warmes Bad oder eine Wärmflasche oder Kirschkernkissen – auf die verspannte Nackenmuskulatur gelegt – muskelentkrampfend und schmerzlindernd wirken.
Sehr effektiv sind auch Eisabreibungen: Durch die Eisabreibung wird ein Kältereiz auf der Haut appliziert, der tief in das Gewebe eindringt. Reflektorisch kommt es zu einer Mehrdurchblutung des Gewebes und im Verlauf zu einer muskulären Entspannung. Durch den Kältereiz werden sensible Fasern, die den Schmerz leiten, irritiert, daraus resultiert eine Schmerzlinderung oder Schmerzdurchbrechung.
Die Herstellung dieser „Eis-Lollys" ist einfach: In einen Plastikbecher (z. B. Joghurt-Becher) Wasser einfüllen und einen Holzspatel (oder Ähnliches, z. B. eine Zahnbürste) in den Becher stellen und im Eisschrank gefrieren lassen. Den Plastikbecher entfernen und großflächig mit langsamen Streichbewegungen (Richtung herzwärts) behandeln: An den Fingerspitzen beginnen, in einem Zug durchgehend bis zum Nacken- und Hinterkopf hochstreichen, absetzen,

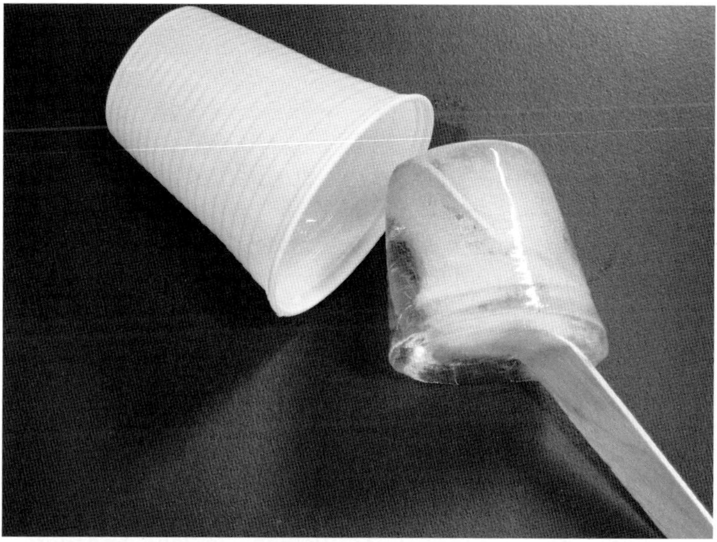

Abbildung 7a Herstellung von Eis für Eisabreibung

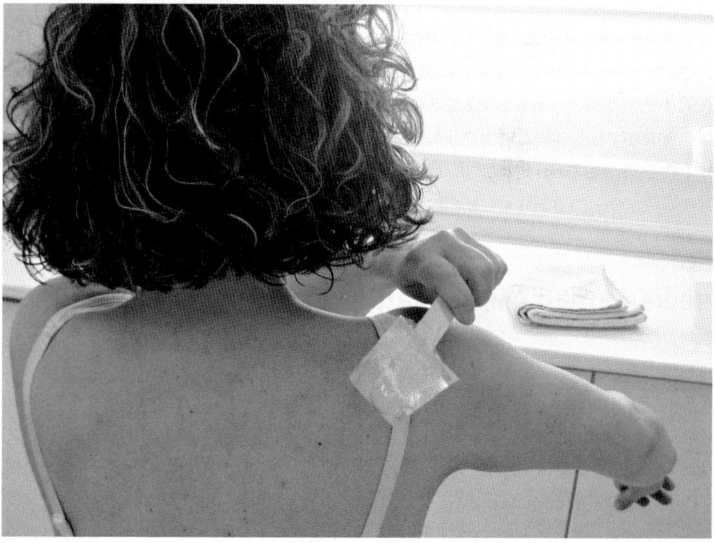

Abbildung 7b Abrollen des Eises über die Oberarmmuskulatur bis zum Nacken

wieder unten beginnen. Im Gesicht, von der Mitte der Stirn über die Wange und den Hals bis zum Brustmuskel, abwechselnd linke und rechte Seite ca. 5- bis 10-mal.

Was tun, wenn die Schmerzen zurückkehren?

Vor allem bei sehr langen Migräneattacken kann es trotz zunächst guter Wirkung des Schmerzmittels oder des Triptans zu Beginn der Attacke zum erneuten Auftreten von Kopfschmerzen im Verlauf nach einigen Stunden oder am nächsten Morgen kommen. Dieses Phänomen wird als Wiederkehrkopfschmerz bezeichnet. Falls dies regelmäßig der Fall sein sollte, kann die Einnahme des Triptans in Kombination mit einem lang wirksamen Rheumamittel, wie beispielsweise Naproxen, helfen. Falls es am Folgetag zum Wiederkehrkopfschmerz kommt, kann bei guter Wirksamkeit das gleiche Migränemittel erneut eingenommen werden. Bei lang andauernden Attacken ist ein Wiederkehrkopfschmerz nicht selten, wenn die Attackendauer die Wirkdauer der Medikamente übersteigt. Generell sollten Triptane möglichst nicht mehrfach an einem Tag eingenommen werden. Die Patienteninformationen („Beipackzettel") der Medikamente enthalten Informationen zum Mindestzeitabstand zur nächsten Einnahme, der vom Hersteller empfohlen wird. Die Einnahme über mehr als drei Tage in Folge ist nicht sinnvoll, es wird dann keine gute Wirkung mehr erreicht.

Wie kann man Migräneattacken vorbeugen?

Wenn Sie unter häufigen Migräneattacken leiden, ist es sinnvoll, Migräneattacken nicht ausschließlich mit Schmerz- oder Migränemitteln zu behandeln, sondern eine Vorbeugung zu beginnen. Ziel ist es, damit die Migräneattacken in ihrer Häufigkeit und Intensität zu reduzieren. Eine zu häufige Einnahme von Schmerzmitteln oder Triptanen kann zu einer deutlichen Zunahme der Attackenhäufigkeit sowie möglicherweise zu einem täglichen Kopfschmerz führen.

Dieses Phänomen wird Kopfschmerz durch Übergebrauch von Schmerzmitteln oder Triptanen genannt und kann durch eine vorbeugende Behandlung vermieden werden.

Wann ist eine vorbeugende Migränebehandlung (Prophylaxe) sinnvoll?

Zur Vorbeugung der Migräne stehen sowohl nichtmedikamentöse als auch medikamentöse Maßnahmen zur Verfügung. Die Anwendung von nichtmedikamentösen Maßnahmen ist auch schon bei einer geringen Anzahl von Kopfschmerztagen sinnvoll, um einer Zunahme der Migräne frühzeitig entgegenzuwirken. Nichtmedikamentöse Maßnahmen sollten auch fortgeführt werden, wenn zusätzlich vorbeugende Medikamente verordnet werden.
Nach den Empfehlungen der Deutschen Migräne- und Kopfschmerzgesellschaft (DMKG) ist eine vorbeugende Behandlung (Prophylaxe) sinnvoll, wenn:

- Migräneattacken regelmäßig länger als 48 Stunden andauern,
- Migräneattacken durchschnittlich an mehr als drei Tagen im Monat bestehen,
- Migräneattacken häufig auftreten und nicht ausreichend auf Akutmedikation ansprechen,
- regelmäßig schwere Migräneattacken mit ausgeprägter Begleitsymptomatik auftreten, die die Lebensqualität und/oder Arbeitsfähigkeit stark beeinträchtigen.

Die beste Wirksamkeit zeigt eine Kombination aus nichtmedikamentösen Verfahren und der Einnahme einer vorbeugenden Medikation. Dies konnte in wissenschaftlichen Untersuchungen sowohl für den Kopfschmerz vom Spannungstyp als auch für die Migräne gezeigt werden. Sowohl für nichtmedikamentöse Verfahren als auch für eine medikamentöse Prophylaxe gilt, dass eine Abnahme der Attackenhäufigkeit oder Intensität bei konsequenter und adäquater Anwendung häufig erst nach vier bis sechs Wochen spürbar wird. Brechen Sie die Behandlung nicht zu früh ab! Hier ist Geduld notwendig.

Welcher Effekt kann durch eine vorbeugende Behandlung erreicht werden?

Wichtig ist, dass Sie akzeptieren, dass Sie unter Migräneattacken leiden, weil Sie eine genetisch festgelegte Veranlagung (Prädisposition) dazu haben. Diese ist nicht heilbar, d. h., die Migräne kann für einige Zeit aus Ihrem Leben verschwinden, aber es gibt derzeit keine Behandlung, die sie garantiert beseitigen kann. Die Migräne hat beruhigenderweise nicht die Tendenz, zeitlebens immer häufiger zu werden. Aus den wissenschaftlichen Untersuchungen zur vorbeugenden Behandlung weiß man, dass eine Halbierung der Anzahl der Kopfschmerztage eine realistische Erwartung an eine Behandlung ist – aber auch diese Reduktion nicht bei jedem Betroffenen erreicht wird. Dafür haben Sie aber auch die Chance, eine Reduktion von mehr als 50 % zu erreichen. Die Halbierung der Kopfschmerztage im Monat ist meist ein erheblicher Gewinn an Lebensqualität. Mit dem Rückgang der Kopfschmerztage setzt häufig auch eine psychische Entlastung ein. Versuchen Sie, es positiv zu sehen: „Ich habe jetzt mehr schmerzfreie Tage im Monat" statt „Ich habe noch immer fünf Migränetage im Monat". Das Behandlungsergebnis kann auch deutlich besser sein. Eingesetzt werden nichtmedikamentöse und medikamentöse Verfahren zur Kopfschmerzvorbeugung.

Nichtmedikamentöse Verfahren zur Vorbeugung von Migräneattacken

Seit vielen Jahren werden zahlreiche ganz unterschiedliche Verfahren zur Migränevorbeugung eingesetzt. Neben der Vermeidung spezifischer Auslöser gibt es bei folgenden nichtmedikamentösen Behandlungsverfahren wissenschaftliche Daten, die eine Wirksamkeit belegen oder wahrscheinlich machen:

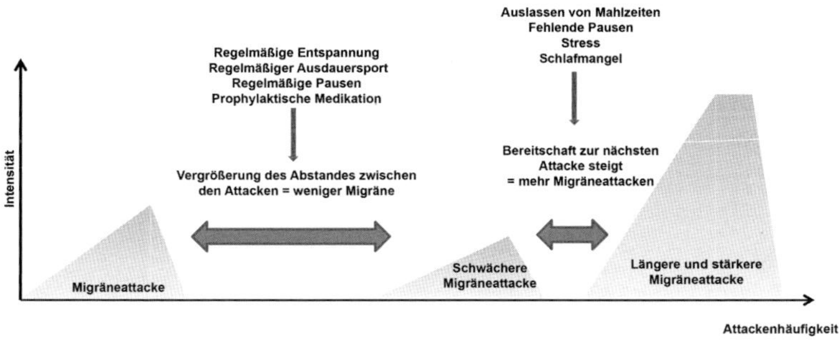

Abbildung 8 Stress und Attackenfrequenz. Durch Pausen, Entspannungsverfahren, Sport und regelmäßige Abläufe (Schlafen, Essen) lassen sich die Abstände zwischen den Migräneattacken vergrößern, die Anfallsschwere und -dauer können zurückgehen. So wirkt auch eine medikamentöse Prophylaxe. Durch ungünstige Verhaltensweisen verkleinert sich der Abstand zwischen den Attacken, sie werden länger, schwerer und häufiger.

1. Ausdauertraining mit einer gleichmäßigen aeroben Belastung

Dazu eignen sich Fahrradfahren, Schwimmen, Joggen, Gymnastik, Aerobic oder (Nordic) Walking. Menschen, die regelmäßig Ausdauersport treiben, haben meist weniger Migräneanfälle als Menschen, die untrainiert sind. Sportarten wie Fußball oder Kampfsportarten sind wohl nicht vorbeugend wirksam, da diese Sportarten eher Konzentration und Schnelligkeit erfordern. Natürlich spricht nichts dagegen, dass ein Migränepatient Fußball spielt! Wichtig ist, dass der Ausdauersport ohne großen Aufwand durchgeführt werden kann. Ein schlechtes Beispiel wäre hier Schwimmtraining bei regelmäßig langer Anfahrt bis zum nächsten Schwimmbad. Ein zu großer Aufwand für die Durchführung einer Sportart reduziert die Motivation zur regelmäßigen Durchführung. Untrainierte sollten ein Training langsam beginnen und die Belastung (Trainingszeit und Intensität) allmählich steigern, da zu hartes Training zunächst sogar Migräneattacken oder einen Anstrengungskopfschmerz auslösen kann. Damit Ausdauersport bezüglich Migräne und/oder Kopfschmerzen vom Spannungstyp eine vorbeugende Wirkung haben kann, sollte dieser regelmäßig, d. h. 2- bis 4-mal pro Woche

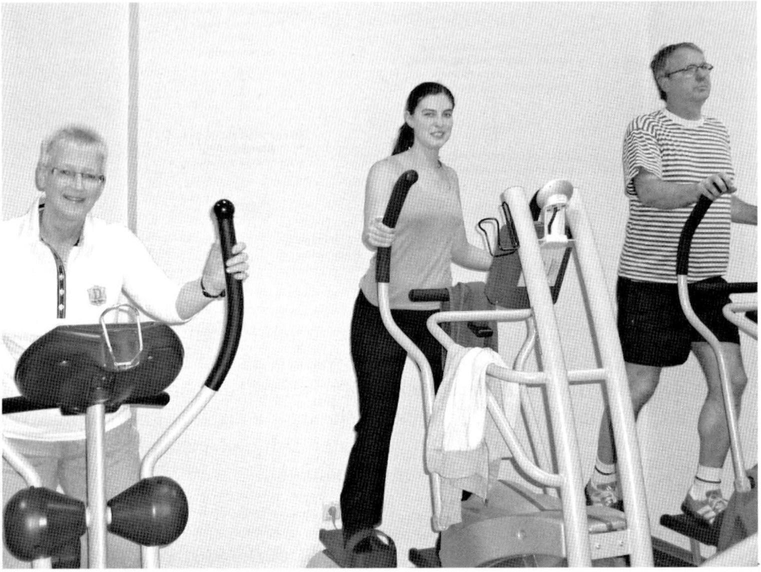

Abbildung 9 Kopfschmerzpatienten beim Ausdauersport

30–45 Minuten, ausgeübt werden. Vielen Betroffenen fällt die regelmäßige Umsetzung leichter, wenn zumindest zu Beginn unter Anleitung und/oder in der Gruppe trainiert wird.

2. Entspannungsverfahren

Entspannungstrainings helfen, Stress zu reduzieren und gezielt Pausen einzulegen. In der Schmerztherapie ist die progressive Muskelrelaxation nach Jacobson (PMR) ein Verfahren, das gut wirksam und einfach zu erlernen ist. Bei der progressiven Muskelrelaxation nach Jacobson werden Muskelgruppen aktiv angespannt, die Anspannung kurz gehalten und anschließend wieder gelockert. Entspannungsverfahren sollten zunächst regelmäßig, d. h. täglich, angewendet werden, um die Übungen und Techniken zu verinnerlichen.
Es gibt „Langformen" der PMR, mit der Sie das Verfahren erlernen. Wenn Sie es sicher beherrschen, können Sie „Kurzformen" gut in

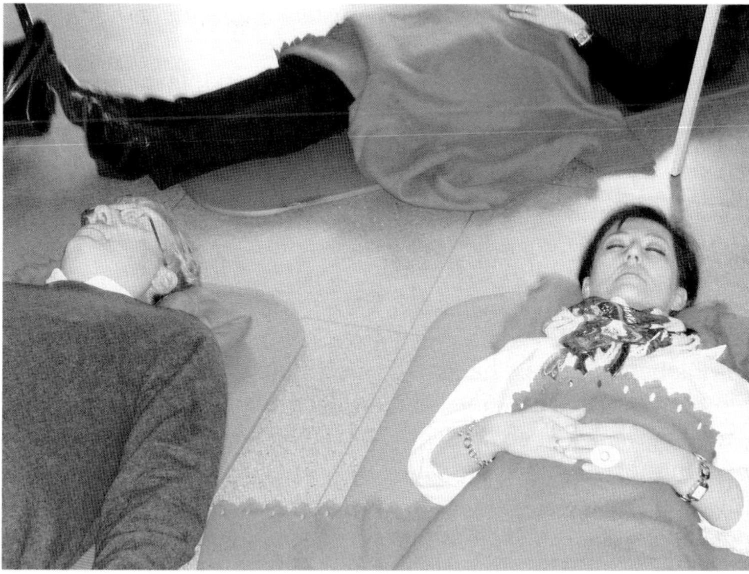

Abbildung 10 Kopfschmerzpatienten beim Entspannungstraining (progressive Muskelrelaxation nach Jacobson)

den Alltag einbauen. Versuchen Sie, die Entspannungspausen in den Tagesablauf zu integrieren und nicht am späten Abend als Pflichtübung anzusehen. Es ist empfehlenswert, die progressive Muskelrelaxation nach Jacobsen zunächst acht Wochen täglich und im Verlauf noch mindestens zweimal pro Woche auszuüben. Erst nach einem gezielten Einüben des Entspannungsverfahrens zeigt sich seine vorbeugende Wirkung bezüglich Migräne und/oder Kopfschmerzen vom Spannungstyp. Zum Erlernen dieser Verfahren sind CDs und Bücher im Buchhandel erhältlich. Sinnvoll ist es auch, diese Verfahren in Kursen, die z. B. von Volkshochschulen angeboten werden, zu erlernen. Häufig werden die Kosten ganz oder teilweise von den Krankenkassen übernommen, wenn Sie bei einem qualifizierten Trainer absolviert werden. Entspannungsverfahren wie die progressive Muskelrelaxation nach Jacobson schaffen Ressourcen für belastende Situationen oder für Zeiten mit hohen Anforderungen. Des Weiteren

beruhigen sie das autonome Nervensystem und verringern somit die „Schmerzaktivierungsfähigkeit" des Körpers.
Andere Entspannungstechniken wie autogenes Training, Yoga, Tai Chi oder Qigong scheinen als Kopfschmerzprophylaxe ebenfalls wirksam zu sein. Auch Atemübungen können helfen, die Anspannung zu lösen, und werden erfolgreich angewendet. Insgesamt ist der Stellenwert dieser Verfahren in der Therapie bislang noch nicht gut untersucht worden.

3. Stressbewältigungstraining

Das Erleben von Stress hängt nicht von äußeren Bedingungen, sondern von der eigenen Einschätzung der Situation und der eigenen Handlungsfähigkeit ab. Patienten lernen daher in solchen Programmen, ihre persönlichen Stressfaktoren zu erkennen und diesen gezielt entgegenzuwirken. Dazu gehört es auch, jene Ressourcen „wieder" zu nutzen, die Kraft und Freude bringen (z. B. Hobbys).

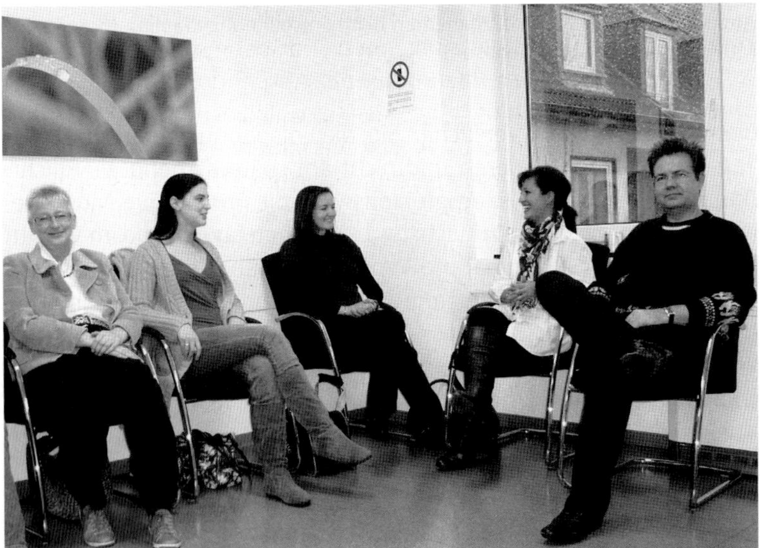

Abbildung 11 Kopfschmerzpatienten in der Stressbewältigungsgruppe

4. Strategien zur Schmerzbewältigung

Diese Techniken helfen Betroffenen, die Schmerzen zu modulieren und sich von ihnen zeitweise abzulenken. Patienten lernen, ihre Aufmerksamkeit gezielt weg vom Schmerz auf angenehme Dinge zu lenken oder sich vom Schmerz zu distanzieren. Solche Strategien erhöhen die Selbstkontrolle und wirken so gegen Hilflosigkeit und depressive Stimmung. In Kliniken wird Stressbewältigung häufig als Gruppentherapie im Kreis von 6–10 Betroffenen angeboten. Der Kontakt untereinander hilft, eigene Erfahrungen einzubringen und voneinander zu lernen.

5. Biofeedback

Hierbei handelt es sich um ein aufwendigeres Verfahren. Mit einer speziellen aufgeklebten Elektrode über einem Muskel (z. B. einem Nackenmuskel) kann die Muskelanspannung hörbar oder sichtbar gemacht werden (hörbares Rauschen oder sichtbare Animation). Der Betroffene, der das Verfahren anwendet, erhält also eine Rückmeldung (Feedback) über Funktionen und Spannungszustand seines Körpers und kann Veränderungen bei Anspannung gut erkennen. Dadurch lernt der Patient, vegetative (unwillkürliche) Funktionen seines Körpers zu kontrollieren. Andere Verfahren registrieren die Hauttemperatur, den elektrischen Hautwiderstand, den Pulsschlag, die Atmung oder auch die Weite von Gefäßen am Kopf. Es ist gut untersucht, dass Biofeedback zur Vorbeugung der Migräne wirksam ist. Verständlicherweise kann man Kontrolle über die eigenen unwillkürlichen Körperfunktionen nicht innerhalb einer Behandlungseinheit erlernen. Es handelt sich daher um ein zeitaufwendiges Behandlungsverfahren, dass momentan nur an wenigen Stellen angeboten wird und keine Regelleistung der gesetzlichen Krankenkassen ist.

6. Physiotherapeutische und andere Verfahren

Die Wirkung von klassischen physiotherapeutischen Verfahren, Massage oder Wärmeanwendung zur Kopfschmerzbehandlung ist wissenschaftlich bislang nicht ausreichend untersucht, sodass eine abschließende Beurteilung nicht möglich ist. Tatsächlich berichtet ein Teil der Patienten eine deutliche Beschwerdelinderung, sodass der gezielte Einsatz bei einzelnen Patienten hilfreich sein kann. Manualtherapeutische Verfahren können z. B. bei der kraniomandibulären Dysfunktion (CMD, siehe S. 129) sehr hilfreich sein. Hier bedarf es allerdings erfahrener und geschulter Behandler. Insgesamt zielt die Behandlung der Kopfschmerzpatienten jedoch darauf ab, die Kompetenz der Betroffenen im Umgang mit der Erkrankung zu stärken und zu aktiven Verfahren anzuleiten und anzuregen. Gerade für Betroffene, die über ausgeprägte Schulter-Nacken-Beschwerden berichten (diese müssen nicht zwingend gemeinsam mit Kopfschmerzen auftreten), kann das Erlernen von eigenständig durchzuführenden Übungen, die regelmäßig wiederholt werden, hilfreich sein. Ziel ist, sowohl eine gezielte Kräftigung als auch eine Entspannung der Muskulatur zu erreichen.

Nichtmedikamentöse Behandlungsverfahren wie progressive Muskelrelaxation, die Biofeedbackmethode, Stress- und Schmerzbewäl-

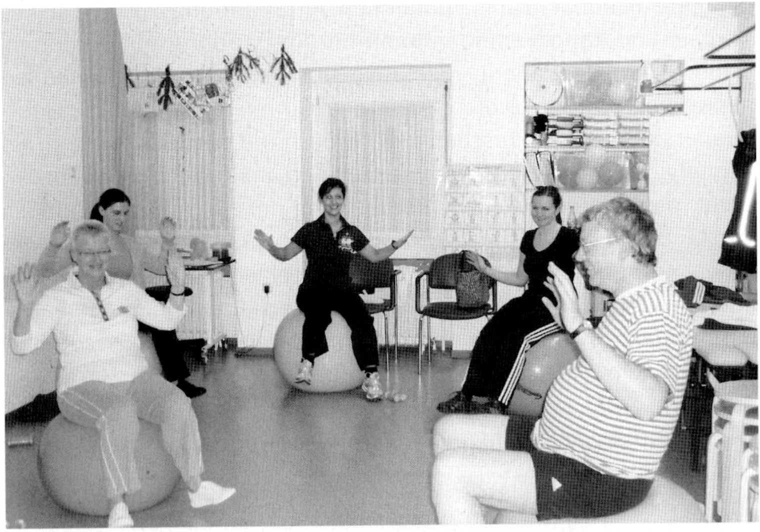

Abbildung 12 Patienten bei physiotherapeutischer Behandlung in der Gruppe

tigungstraining werden meist von Psychologen und psychologischen Psychotherapeuten angeboten.

Vorbeugen mit Medikamenten

Es ist bislang kein Medikament zugelassen, dass gezielt zur Vorbeugung der Migräne entwickelt wurde. In der Therapie macht man sich die kopfschmerzreduzierende Wirkung anderer Medikamentengruppen zunutze. Die Medikamente stammen aus ganz unterschiedlichen Bereichen, wie z. B. der Therapie von Bluthochdruck und Herzrhythmusstörung (Betablocker), der Therapie von Anfallsleiden (Valproinsäure, Topiramat) oder der Depressionsbehandlung (Amitriptylin). Flunarizin wurde ursprünglich zur Steigerung der Hirndurchblutung entwickelt und wird auch in der Schwindeltherapie eingesetzt. Diese ursprünglichen Einsatzfelder (Indikationen) der Medikamente sind in den Patienteninformationen („Beipackzettel") aufgeführt und führen nicht selten zu Verwirrung, da der Einsatz in der Kopfschmerzbehandlung dort meist nicht erwähnt wird. Oftmals werden hohe Dosierungen, die für den ursprünglichen Verwendungszweck vorgesehen sind, in der Packungsbeilage genannt. In der vorbeugenden Therapie von Kopfschmerzen werden aber meist geringere Dosierungen eingesetzt, die dann auch mit weniger Nebenwirkungen verbunden sind. Wirksam ist eine Prophylaxe, wenn Häufigkeit, Intensität und/oder Dauer der Migräneattacken um mindestens die Hälfte abgenommen haben. Es gelten einige Grundsätze zur medikamentösen Vorbeugung der Migräne, die beachtet werden sollten:

1. Die Wirkung der Medikamente setzt durchschnittlich erst nach einigen Wochen ein, mögliche Nebenwirkungen können jedoch ab der ersten Einnahme auftreten. Die Dosierung der Medikamente zur Vorbeugung sollte daher langsam angepasst werden. Oftmals ist keine hohe Erhaltungsdosis (Dosis für eine längere Einnahmezeit) notwendig.
2. Da die Wirkung der Medikamente häufig erst nach 4–6 Wochen beginnt, sollte zur besseren Beurteilung der Wirksamkeit

der Therapie regelmäßig ein Kopfschmerztagebuch geführt werden.

3. Nebenwirkungen können unter der Therapie mit vorbeugenden Medikamenten auftreten, lassen aber meist nach einiger Zeit nach. Nach Absetzen der Medikation kommt es meist schnell zur kompletten Rückbildung der Nebenwirkungen.
4. Auch bei Auftreten von Nebenwirkungen sollten die meisten vorbeugenden Medikamente nicht abrupt abgesetzt, sondern langsam ausgeschlichen werden. Falls schwerwiegende Nebenwirkungen auftreten, sollte schnellstmöglich der behandelnde Arzt informiert und das weitere Vorgehen besprochen werden.
5. Bei der medikamentösen Kopfschmerzprophylaxe handelt es sich *nicht* um eine lebenslange Therapie. Eine Behandlungsphase umfasst meist 6–9 Monate. Spätestens zu diesem Zeitpunkt sollte eine Beurteilung der Wirksamkeit des Medikaments erfolgen und entschieden werden, ob eine Therapie in der gleichen oder in einer vielleicht höheren oder niedrigeren Dosierung fortgeführt oder das Medikament schrittweise abgesetzt werden kann. Bei der Hälfte der Patienten hält die Besserung der Kopfschmerzen nach Absetzen des Medikaments längerfristig an. Eine Dauertherapie mit dem gleichen Medikament über Jahre ist nicht sinnvoll, falls das Medikament keine eindeutige Verringerung der Kopfschmerzhäufigkeit bewirkt.
6. Eine Veränderung des Umgangs mit Stress und ein richtiger Umgang mit der Attackenmedikation helfen, den Therapieerfolg zu sichern.
7. Begleiterkrankungen haben einen großen Einfluss auf die Auswahl der medikamentösen Kopfschmerzprophylaxe. Es ist möglich, den ursprünglichen Verwendungszweck eines Medikaments in der Kopfschmerzvorbeugung zu nutzen. Hat ein Patient beispielsweise neben einer gehäuften Anzahl an Migräneattacken einen gleichzeitig bestehenden Bluthochdruck, kann eine Therapie mit einem Betablocker erfolgen, da diese Medikamente nicht nur migräneprophylaktisch wirksam sind, sondern auch den Blutdruck senken können.

Tabelle 6 zeigt eine Auflistung von Medikamenten der Wahl für die medikamentöse Vorbeugung der Migräne. Diese haben sich in mehreren klinischen Studien als besonders wirksam zur Migräneprophylaxe erwiesen. Medikamente der 1. Wahl (dies bedeutet, es liegen besonders gute wissenschaftliche Daten zum Einsatz in der Migräneprophylaxe vor) sind Betablocker, Flunarizin und Valproinsäure. Auch zur Wirksamkeit von Topiramat gibt es gute wissenschaftliche Daten. Für Topiramat wird jedoch entsprechend der Zulassung empfohlen, es erst dann einzusetzen, wenn ein Betablocker zuvor eingesetzt wurde, unwirksam war oder nicht vertragen wurde. Medikament der 2. Wahl ist u. a. Amitriptylin, klinisch liegen gute Erfahrungen mit der Wirksamkeit vor, es wurden jedoch weniger klinische Studien durchgeführt bzw. diese Studien sind alle bereits älter. Gute klinische Erfahrungen bestehen mit Opipramol, das anspannungreduzierend, schlafregulierend und migräneprophylaktisch wirken kann. Die Substanz zeichnet sich durch eine geringere Rate an Nebenwirkungen aus als andere der älteren Antidepressiva (Doxepin, Amitriptylin). Weitere Substanzen zur Migräneprophylaxe der 2. Wahl sind nach den Leitlinienempfehlungen Magnesium, Pestwurz, Vitamin B_2 (Riboflavin). Darüber hinaus gibt es eine Reihe von Substanzen, für die einzelne Studien oder gute klinische Erfahrungen vorliegen und deren Einsatz in speziellen Situationen erwogen werden kann. Daten sprechen für eine Wirksamkeit von Coenzym Q10, das in einigen diätetischen Nahrungsergänzungsmitteln enthalten ist und auch als Einzelsubstanz im Handel ist. Auch die Blutdruckmittel der Gruppe der Sartane haben in Studien eine Wirksamkeit gezeigt (z. B. Candesartan), sodass bei Unverträglichkeit oder Unwirksamkeit anderer Substanzen auch ihr Einsatz erwogen werden kann. Liegt gleichzeitig eine Depression vor, können ausgewählte Antidepressiva eingesetzt werden, die auf Depression und Kopfschmerz wirken können. Ein Beispiel hierfür ist Venlafaxin. Antidepressiva mit fast ausschließlicher Wirkung auf das Serotoninsystem (z. B. Cipramil) haben wahrscheinlich keinen relevanten migräneprophylaktischen Effekt, können aber zur Behandlung einer zusätzlichen Depression nötig werden. Die Kombination von Medikamenten zur Kopfschmerzprophylaxe ist wis-

senschaftlich wenig untersucht. Im Alltag erfolgt diese häufig bei schwer betroffenen Patienten. Die Wirkstoffe sollten dann nacheinander und nicht gleichzeitig aufdosiert werden.
Kopfschmerzprophylaktika sollten langsam aufdosiert werden, nicht selten ist eine niedrigere Dosierung als in den Empfehlungen angegeben schon wirksam. Keinen Sinn hat es allerdings, eine Kopfschmerzprophylaxe deutlich zu niedrig oder zu kurz einzunehmen, dann wird häufig keine Wirkung eintreten.

Tabelle 6 Medikamente zur Vorbeugung der Migräne

Substanz	Dosis	Mögliche Nebenwirkungen (Auswahl)	Nicht anzuwenden bei (Gegenanzeigen)
Metoprolol (succinat) (Beloc-Zok®) Propranolol (Dociton®) Bisoprolol (Concor®)	23,75–200 mg 40–240 mg 2,5–10 mg	Müdigkeit, langsamer Pulsschlag, niedriger Blutdruck, Schwindel, Schlafstörungen, niedriger Blutzucker, Verengung der Bronchien, Magen-Darm-Beschwerden, Impotenz, Appetitsteigerung	A: Erkrankungen der Erregungsbildung oder -weiterleitung am Herzen (z. B. AV-Block, Sick-Sinus-Syndrom, langsamer Pulsschlag – weniger als 40 Schläge/Minute), Herzinsuffizienz, Asthma bronchiale R: Diabetes mellitus, Blutdruckabfall beim Aufstehen
Flunarizin (Sibelium®, Natil®)	5–10 mg	Müdigkeit, Appetitsteigerung, Magen-Darm-Beschwerden, Depression, unwillkürliche Überbeweglichkeit, Zittern, Symptome wie beim Parkinson-Syndrom	A: unwillkürlicher Bewegungskrankheit (z. B. Schiefhals), Schwangerschaft, Stillzeit, Depression R: M. Parkinson in der Familie

Fortsetzung

Tabelle 6 *Fortsetzung*

Substanz	Dosis	Mögliche Nebenwirkungen (Auswahl)	Nicht anzuwenden bei (Gegenanzeigen)
Valproinsäure (z. B. Ergenyl® chrono, Orfiril® long)	500–600 mg	Müdigkeit, Schwindel, Zittern, Appetitsteigerung, Hautausschlag, Haarausfall, Leberfunktionsstörungen	A: Leberfunktionsstörungen, Schwangerschaft, Alkoholmissbrauch Bei der Einnahme von Valproinsäure muss auf eine sichere Verhütung geachtet werden.
Topiramat (Topamax® Migräne)	25–100 mg	Müdigkeit, Kribbeln in Fingern und Zehen, Geschmacksveränderungen, Konzentrationsstörungen, Wortfindungsstörungen, depressive Stimmung, Gewichtsabnahme	A: eingeschränkter Leber- und Nierenfunktion, Nierensteinen, Kindern < 12 Jahren, Engwinkelglaukom (grüner Star)
Amitriptylin (z. B. Saroten®, Amineurin®)	10–150 mg	Mundtrockenheit, Müdigkeit, Schwindel, Schwitzen, Appetitsteigerung, Blasenstörungen, innere Unruhe, Impotenz	A: Engwinkelglaukom (Grüner Star), Prostatavergrößerung mit Restharnbildung

Gegenanzeigen gegliedert in A: absolut = auf gar keinen Fall; R: relativ = nach Rücksprache mit dem Arzt gegebenenfalls Einnahme möglich.

Betablocker

Der Name Betablocker rührt daher, dass sich diese Wirkstoffe an die Betarezeptoren vor allem im Bereich des Herzens und der Gefäße anlagern und somit eine körpereigene Aktivierung dieser Rezeptoren blockieren. Ursprünglich wurden Betablocker zur Behandlung von Herzrhythmusstörungen und Bluthochdruck entwickelt. Studien haben dann gezeigt, dass sie die Häufigkeit von Migräneattacken reduzieren können. Wahrscheinlich vermindern sie die erhöhte Erregbarkeit von Nervenzellen und wirken so in der vorbeugenden Behandlung der Migräne. Mittlerweile gibt es eine große Anzahl an unterschiedlichen Betablockern. Propranolol, Metoprolol und Bisoprolol sind die drei Wirkstoffe, die ihre Wirksamkeit zur Behandlung der Migräne in Studien eindeutig belegt haben. Metoprolol und Bisoprolol gehören zu den herzspezifischen Betablockern und führen dadurch im Gegensatz zum Propranolol typischerweise zu einer geringeren Senkung des Blutdrucks. Bei vorsichtiger Eindosierung können sie daher auch von Patienten eingenommen werden, die einen eher niedrigen Blutdruck haben. Bei bestimmten Herzrhythmusstörungen, bei Vorliegen eines Lungenasthmas oder einer Schuppenflechte (Psoriasis) sollte auf die Gabe von Betablockern verzichtet werden. Leistungssportler werden eine Reduktion der Leistung unter Betablockern bemerken, da diese den Puls unter sportlicher Belastung bei etwa 180/Minute bremsen. Unter der Therapie mit Betablockern können Ausdauersportarten problemlos betrieben werden. Bei Patienten mit einem Diabetes mellitus (Zuckerkrankheit) sollten Betablocker nur unter engmaschiger Kontrolle verschrieben werden, da sie hier den Blutzuckerstoffwechsel ungünstig beeinflussen können. Unter der Einnahme von Betablockern kann es nicht nur zu Müdigkeit, sondern auch zu einer leichten Appetitsteigerung kommen. Gelegentlich werden auch Albträume berichtet. Ein Vorteil der Betablocker ist, dass die Therapie, wenn nötig nach Rücksprache mit dem Arzt, auch während einer Schwangerschaft fortgesetzt werden kann.

Calciumantagonisten

Der Calciumantagonist Flunarizin ist ein Medikament, das Calciumkanäle bestimmter Zellen blockiert. Flunarizin wurde ursprünglich für die Behandlung von epileptischen Anfällen und Hirndurchblutungsstörungen sowie Schwindel entwickelt. Es zeigte dann eine gute Wirksamkeit in der vorbeugenden Behandlung der Migräne. Der Wirkstoff wird langsam vom Körper abgebaut und ausgeschieden, deshalb muss Flunarizin nur einmal täglich eingenommen werden. Flunarizin sollte bei Patienten mit einer Parkinson-Erkrankung oder einer Depression in der Vorgeschichte nicht verschrieben werden. Gut geeignet ist Flunarizin bei Menschen, die unter Schlafstörungen und Schwindel leiden. Bei ausgeprägtem Übergewicht wird Flunarizin von uns nicht empfohlen, da es zu einer Appetitsteigerung kommen kann.

Antikonvulsiva (Antiepileptika)

Unter Antikonvulsiva versteht man Medikamente, die ursprünglich für die Behandlung einer Epilepsie (Anfallsleiden) entwickelt wurden. Später fiel auf, dass einige auch eine gute vorbeugende Wirkung bei Migräne besitzen. Aus der Gruppe der Antikonvulsiva haben vor allem die Substanzen Topiramat und Valproinsäure eine Wirkung zur vorbeugenden Therapie der Migräne. Topiramat und Valproinsäure führen über unterschiedliche Wirkungsmechanismen zu einer Stabilisierung der Zellmembranen der Nervenzellen. Sie sorgen so für eine Abnahme der Empfindlichkeit der Nervenzellen gegenüber Reizen. Sowohl Valproinsäure als auch Topiramat müssen zur Vorbeugung der Migräne meist weniger hoch dosiert werden als in der Epilepsietherapie.
Valproinsäure führt hingegen gelegentlich zu einer Appetitsteigerung, zu einem leichten Zittern der Hände (Tremor), Haarausfall, Leberfunktionsstörung und Blutbildveränderung. Valproinsäure kann in der Schwangerschaft zur Schädigung des Embryos führen. Bei bestehendem Kinderwunsch sollte Valproinsäure daher nicht angewendet werden. Bei der Einnahme von Valproinsäure ist für Frauen eine sichere Verhütung zwingend notwendig.
Der Einsatz von Topiramat ist möglich, wenn zuvor ein Betablocker nicht wirksam war oder nicht ausreichend gut vertragen wurde. Topiramat wurde auch ausdrücklich zur Behandlung der Migräne zugelassen, auch die Kosten für Valproinsäure werden von den gesetzlichen Krankenkassen übernommen. Wie auch bei den anderen beschriebenen Medikamenten empfiehlt sich eine langsame Eindosierung. Unter Topiramat kann es zu Beginn zu vorübergehenden Missempfindungen wie Kribbeln in Händen und Füßen kommen.

Typischerweise nehmen diese im Verlauf der Therapie wieder ab. Hilfreich zur Behandlung dieser Missempfindungen ist eine kaliumhaltige Ernährung (z. B. Bananen). Als einziges Medikament aus der Migräneprophylaxe kann es unter Topiramat zu einer leichten Gewichtsabnahme kommen. Falls es unter Topiramat zu ausgeprägten Gedächtnis- oder Wortfindungsstörungen oder zu einer depressiven Stimmungslage mit Antriebsstörung kommen sollte, muss das Medikament wieder abgesetzt werden. Patienten, die früher bereits unter Nierensteinen litten, sollten Topiramat nicht einnehmen. Bis zu einer Tagesdosis von 200 mg wird die Wirkung der oralen Kontrazeptiva („Pille") durch die Einnahme von Topiramat üblicherweise nicht abgeschwächt. Im Zweifel sollten Sie solche Fragen zusätzlich mit dem behandelnden Arzt besprechen.
Auch die Einnahme von Topiramat wird während der Schwangerschaft nicht empfohlen, das Risiko kindlicher Missbildungen scheint jedoch geringer zu sein.
Während der Therapie mit Valproinsäure und Topiramat sollten regelmäßige Laborkontrollen von Blutbild, Leber-, Nieren- und Elektrolytwerten erfolgen.

Antidepressiva

Die am häufigsten verwendete Substanz zur Migräneprophylaxe aus der Gruppe der Antidepressiva ist Amitriptylin. Amitriptylin findet nicht nur aufgrund seines stimmungsstabilisierenden Effektes Einsatz in der Behandlung der Depression, sondern es wirkt im Gehirn auch auf die Schmerzwahrnehmung. Es kann das schmerzabwehrende System stärken. Amitriptylin wird deshalb auch bei anderen chronischen Schmerzerkrankungen (Fibromyalgie-Syndrom, Nervenschmerzen) häufig eingesetzt. Amitriptylin ist sowohl bei der Migräne als auch beim Kopfschmerz vom Spannungstyp prophylaktisch wirksam. Die (meist niedrigen) Dosierungen, die bei Kopfschmerzerkrankungen verwendet werden, würden zur Behandlung einer Depression meist nicht ausreichen. In der Schmerztherapie wirkt Amitriptylin auch unabhängig vom Vorhandensein einer Depression. Sofern keine Gegenanzeigen oder Unverträglichkeiten bestehen, ist es daher zur Therapie von Patienten, die sowohl an Migräne als auch an häufigen Kopfschmerzen vom Spannungstyp leiden, sinnvoll. Typische Nebenwirkungen können Müdigkeit, Appetitsteigerung, Mundtrockenheit, Verstopfung, Blasenentleerungsstörung, Schwindel, Herzrhythmusstörungen oder Impotenz sein. Die Nebenwirkungen sind meist dosisabhängig und ihre Häufigkeit steigt bei höheren Dosierungen an. Bei Patienten mit Grünem Star oder ausgeprägter Prostatavergrößerung oder Blasenentleerungsstörung sollte Amitriptylin nicht angewendet werden. Falls eine sehr niedrige Eindosierung von Amitriptylin notwendig oder erwünscht ist, kann die Therapie mit Tropfen begonnen werden. Ein Tropfen der üblichen Amitriptylinlösungen enthält 2 mg Wirkstoff. Meist wird die Dosissteigerung ab 25 mg Tagesdosis auf ein Präparat umgestellt, das den Wirkstoff langsamer freisetzt (Retardtablette). Amitriptylinoxid (z. B. Equilibrin®) wird häufig als nebenwirkungsärmer eingeschätzt. Nortriptylin (Nortrilen®) ist dem Amitriptylin chemisch sehr verwandt und macht weniger müde. Gerade bei Patienten mit Schlafstörung ist die zusätzliche schlafanstoßende Wirkung des Amitriptylins aber oftmals erwünscht. Auch Doxepin kann in dieser Situation eingesetzt werden. Besteht zusätzlich eine erhöhte innere Anspannung oder eine nur leichte Schlafstörung ohne ausgeprägte Depression, ist Opipramol eine sehr gut verträgliche Alternative zu Doxepin und Amitriptylin. Bis zum Einsetzen der Wirkung können einige Wochen vergehen. Neuere Untersuchungen haben sogar gezeigt, dass die optimale Wirkung von Amitriptylin im Durchschnitt erst nach 4 Monaten zu erwarten ist. Die Wirkung auf den Schlaf und die Anspannung wird bereits nach wenigen Tagen bemerkt. Unter der Einnahme sollten Blutbild- und EKG-Kontrollen erfolgen.

Das Antidepressivum Venlafaxin kann in höheren Dosierungen (ab 150 mg/Tag) ebenfalls vorbeugend bei Migräne wirken. Größere Studien hierzu fehlen jedoch bislang. Andere Antidepressiva, die als selektive Serotonin-Wiederaufnahmehemmer (SSRI) wirken, haben wohl keine oder nur eine geringe migräneprophylaktische Wirkung.

Andere Arzneimittel

Tabelle 7 zeigt eine Übersicht über weitere Medikamente oder Präparate zur Migräneprophylaxe.

Tabelle 7 Weitere Präparate zur Migräneprophylaxe

Substanz	Dosis	Mögliche Nebenwirkungen (Auswahl)	Nicht anzuwenden bei (Gegenanzeigen)
Venlafaxin (Trevilor®)	150–225 mg	Müdigkeit, Konzentrationsstörungen, Bluthochdruck, Impotenz	A: schwerem Bluthochdruck
Naproxen (Proxen®) [nur zur Kurzzeitprophylaxe bei menstrueller Migräne]	2 × 250 mg 2 × 500 mg	Magenschmerzen	A: Magen-Darm-Geschwüren, Blutungsneigung R: Asthma bronchiale, Nierenfunktionsstörung
Pestwurz (Petadolex®)	2 × 75 mg	Aufstoßen, Magenschmerzen, Leberfunktionsstörungen	A: Schwangerschaft, Stillzeit
Magnesium	2 × 300 mg	Durchfall bei zu rascher Aufdosierung	Keine
Mutterkraut	3 × 6,25 mg	Hautausschlag	Keine
Nahrungsergänzungsmittel mit z. B. Magnesium/ Vitamin B_2/ Coenzym Q10 (Migravent®, Migra3®)	z. B. 1–2 × täglich	Magenschmerzen, Übelkeit, Durchfall	Keine

Gegenanzeigen gegliedert in A: absolut = auf gar keinen Fall; R: relativ = nach Rücksprache mit dem Arzt gegebenenfalls Einnahme möglich.

Pestwurz (Petasites hybridus)

Pestwurz besitzt eine migräneprophylaktische Wirkung, Pestwurzpräparate werden aus den Wurzeln der Pestwurz (Petasites hybridus) hergestellt. Es handelt sich also um ein pflanzliches Arzneimittel. Das Präparat ist in Deutschland nicht verschreibungspflichtig und kann wegen der fehlenden Zulassung aktuell aus Großbritannien bezogen werden. Die Kosten werden daher von den Krankenkassen üblicherweise nicht übernommen. In sehr seltenen Fällen kann es zu schweren Leberfunktionsstörungen kommen. Etwas häufiger sind Nebenwirkungen wie Aufstoßen oder Magenschmerzen unter der Therapie. Pestwurz wird seit vielen Jahren von Betroffenen eingesetzt, auch in den Behandlungsleitlinien wird der Einsatz zur Migräneprophylaxe empfohlen, auch wenn es keine Substanz der 1. Wahl ist. In den klinischen Studien, in denen die Wirkung von Pestwurz untersucht wurde, zeigte das Pflanzenextrakt eine gute migräneprophylaktische Wirkung. Eingesetzt werden Tagesdosierungen von 100–150 mg, d. h. 2- bis 3-mal 1 Kapsel täglich. Bei der Einnahme von Pestwurzpräparaten werden Laborkontrollen der Leberwerte empfohlen.

Mutterkraut (Tanacetum parthenium)

Mutterkraut ist eine Pflanze, die im Aussehen der Kamille ähnelt. Auch Mutterkraut kann in der vorbeugenden Therapie der Migräne wirksam sein. Mutterkraut hat in den klinischen Studien, in denen seine Wirkung (Dosierung 2 × 6,25 mg) geprüft wurde, eine schwache migräneprophylaktische Wirkung gezeigt. Mutterkrautextrakt in Fertigarzneimitteln gibt es zurzeit nur in Großbritannien und in der Schweiz. In Deutschland sind nur homöopathische Präparate verfügbar, deren Dosierung weit unter der in klinischen Studien verwendeten Wirkstoffmenge liegt.

Nahrungsergänzungsmittel – Magnesium, Riboflavin, Coenzym Q10

Magnesium, Vitamin B_2 (Riboflavin) und Coenzym Q10 können zur Migräneprophylaxe wirksam sein. Die Wirksamkeit dieser Einzelsubstanzen wurde in Studien gezeigt. Diese Wirkstoffe sind in einigen Nahrungsergänzungsmitteln, die zur Migräneprophylaxe vertrieben werden, in unterschiedlichen Kombinationen mit weiteren Wirkstoffen enthalten (z. B. Migra3®, Migravent®). Überwiegend wirken diese Substanzen im Mitochondrium, dem Kraftwerk der Zelle und verbessern dort den Prozess der Energiebereitstellung. Unter diesen Präparaten treten allenfalls sehr leichte, größtenteils aber keine Nebenwirkungen auf. Eine prophylaktische Therapie kann problemlos versucht werden; auch bei Kindern ist z. B. Magnesium in der Migräneprophylaxe weit verbreitet. Magnesium kann, wenn es hoch dosiert eingenommen wird, zu Durchfall führen, dann muss die Dosis reduziert werden. Wissenschaftlich belegt wurde in Studien die Wirkung von 2 × 300 mg Magnesiumcitrat, die Wirkung von 400 mg Riboflavin und von 3 × 100 mg Coenzym Q10. Auch in einer placebokontrollierten Studie konnten positive Effekte für das Kombinationspräparat gezeigt werden.

Andere blutdrucksenkende Medikamente

Auch die blutdrucksenkenden Wirkstoffe Candesartan, Telmisartan und Lisinopril wirken mirgräneprophylaktisch. Eine Zulassung dieser Substanzen zur Migräneprophylaxe besteht allerdings aktuell nicht. Es ist jedoch sinnvoll, diese Erkenntnisse zu berücksichtigen, wenn die Behandlung eines Bluthochdrucks erfolgt.

Botulinumtoxin

Botulinumtoxin ist ein von Bakterien produzierter Wirkstoff, der in der Lage ist, die Übertragung von Nervensignalen an Muskeln zu blockieren. In der Medizin wird es deshalb zur Behandlung des

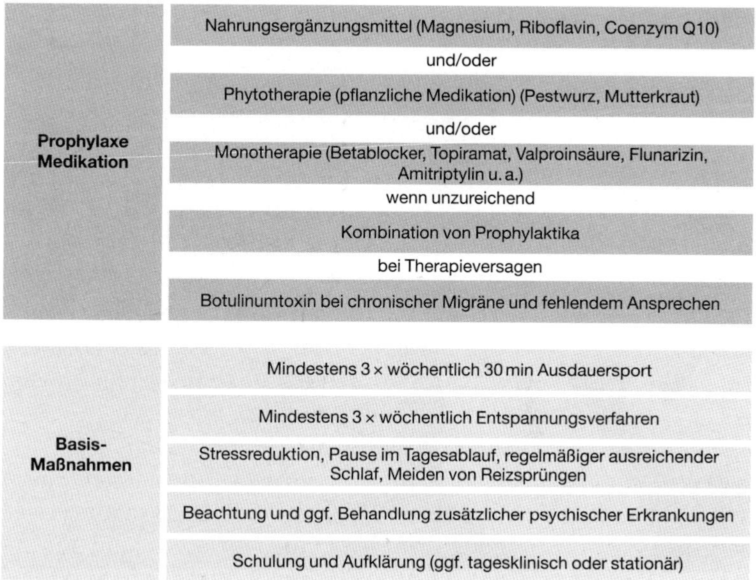

Abbildung 13 Prophylaxe der Migräne

Schiefhalses (Dystonie), des Schielens und des Lidkrampfes (Blepharospasmus) seit vielen Jahren eingesetzt. Darüber hinaus hat es einen hohen Stellenwert in der kosmetischen Behandlung von Falten. Neuerdings wird Botulinumtoxin auch zur Behandlung der Dranginkontinenz eingesetzt.

Es lag nahe, die Wirkung auch auf Kopfschmerzen vom Spannungstyp und Migräne zu untersuchen, gerade weil viele Kopfschmerzpatienten über muskuläre Anspannung im Schulter-Nacken-Bereich klagen. Es gelang jedoch nicht, eine Wirkung von Botulinumtoxin auf eine gelegentlich (episodisch) auftretende Migräne oder den Kopfschmerz vom Spannungstyp zu zeigen. In neuen Studien wurde jedoch gezeigt, dass es die Häufigkeit von Kopfschmerzattacken bei chronischer Migräne (d. h., wenn an mehr als 15 Tagen im Monat Migräne über mindestens drei Monate besteht) verringern kann. Hierbei verringerte sich die Migränehäufigkeit durchschnittlich um etwa 8–9 Tage im Monat,

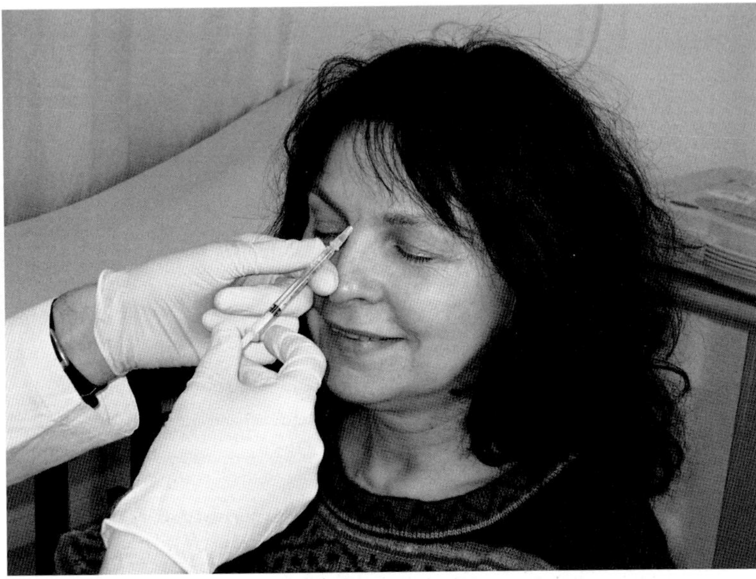

Abbildung 14 Botulinumtoxinbehandlung

wenn zu Beginn der Behandlung etwa 22 Kopfschmerztage im Monat vorlagen. Einzelne Patienten berichten noch eine deutlich bessere Wirkung. Wie bei allen anderen Prophylaktika kann die Wirkung aber nicht garantiert oder vorhergesagt werden. Wie Botulinumtoxin bei der chronischen Migräne wirkt, ist letztlich ungeklärt. Es verhindert möglicherweise die immer weitere Zunahme der Empfindlichkeit des Gehirns gegenüber äußeren Reizen und reduziert so Kopfschmerzstärke und/oder Kopfschmerzhäufigkeit. Botulinumtoxin ist seit 2011 zur Behandlung der chronischen Migräne zugelassen. Die Injektion von 155 Einheiten Botulinumtoxin erfolgt an 31 definierten Stellen im Kopf- und Nackenbereich in die Muskulatur. Bei Bedarf kann die Dosis auch auf 195 Einheiten des Wirkstoffes erhöht werden. Schmerzen werden durch die Behandelten während der Behandlung kaum geklagt. Aktuell ist nur das Botulinumtoxinpräparat mit dem Namen Botox® zur Behandlung der chronischen Migräne zugelassen. Die Behandlung sollte von erfahrenen Neurologen bzw. Schmerztherapeuten durchgeführt werden, die Kenntnis in der Behandlung mit Botulinumtoxin haben. Botulinumtoxin kann nach der Fachinformation dann eingesetzt werden, wenn zuvor andere leitliniengerechte medikamentöse Therapien keinen Erfolg zeigten. Um den Wirkstoff nicht im Muskel weiter zu verteilen und die Wirkung an Orte zu bringen, an denen sie nicht erwünscht ist, sollten die so Behandelten nicht unmittelbar in ihrem Gesicht reiben oder sich massieren. Als Nebenwirkungen können asymmetrische Veränderungen der Muskulatur vorübergehend auftreten, auch ein leichtes Hängen eines Augenlides ist selten möglich. Nackenschmerzen können über einige Tage bestehen. Viele Behandelten berichten, dass die Wirkung nach ein bis zwei Wochen einsetze. Die Behandlung erfolgt im Abstand von jeweils drei Monaten erneut. Kürzere Behandlungsintervalle bergen das Risiko, dass Ihr Körper Antikörper gegen Botulinumtoxin produziert, dann wird die Wirkung deutlich abgeschwächt. Sie sollten Ihren Arzt unbedingt informieren, wann und wo Sie zuletzt mit Botulinumtoxin behandelt wurden, damit der entsprechende Behandlungsabstand eingehalten werden kann. Dies gilt auch, wenn Behandlungen gegen Schwitzen, Blasenschwäche oder Falten durchgeführt werden. Eine Behandlung mit Botulinumtoxin ersetzt jedoch nicht die Patientenschulung und die nichtmedikamentösen Maßnahmen, die dem Betroffenen helfen, Stress und Anspannung im Alltag besser zu bewältigen.

Weitere Prophylaktika

Es gibt Hinweise auf eine migräneprophylaktische Wirkung von Acetylsalicylsäure in einer Dosierung von 300 mg/Tag. Der Einsatz ist nicht sehr verbreitet, da andererseits auch die Entstehung eines Kopfschmerzes durch Analgetikaübergebrauch sowie von Magengeschwüren vorstellbar ist.

Monoklonale Antikörper gegen CGRP oder gegen CGRP-Rezeptoren

In klinischen Studien werden monoklonale Antikörper untersucht, die in unterschiedlichen Abständen (meist monatlich) unter die Haut gespritzt oder als Infusion in die Vene gegeben werden. Sie fangen Calcitonin Gene-Related Peptide (CGRP) aus dem Blut ab und sollen so das Auftreten von Migräneattacken verhindern. Erste Studiendaten zeigen eine gute Verträglichkeit, die Wirksamkeit kann noch nicht abschließend beurteilt werden. Auch zur Therapie des Clusterkopfschmerzes werden mit diesen Antikörpern Studien durchgeführt.

Migräne und Schwangerschaft

Welchen Einfluss hat die hormonelle Situation auf die Migräne?

Die hormonelle Situation der Frau kann eine wichtige Rolle bei der Auslösung einer Migräneattacke haben. Vor allem starke Schwankungen der Hormonspiegel, z. B. im Rahmen der Regelblutung oder zum Zeitpunkt des Eisprungs, können Attacken auslösen. Unter gleichbleibenden Hormonspiegeln treten Migräneattacken meist seltener auf, das erklärt die Abnahme der Migräne in der Menopause (d. h. nach den Wechseljahren). Es kann jedoch nicht grundsätzlich davon ausgegangen werden, dass die Migräne sich nach den Wechseljahren bessert. Auch die Einnahme eines oralen Kontrazeptivum („Pille") kann einen Einfluss auf die Migränehäufigkeit haben. Häufig ist es hilfreich, das Präparat über drei Monate durchgehend einzunehmen, um Migräneattacken, die gehäuft zur Menstruation auftreten, zu reduzieren. Hier sollte eine Beratung durch Gynäkologen und Neurologen oder Schmerztherapeuten erfolgen. Eine Strategie, die immer hilft, ist leider nicht verfügbar (siehe S. 45).

Wie verhält sich die Migräne in der Schwangerschaft und kann man trotz Migräne schwanger werden?

In der Schwangerschaft kommt es bei der Mehrzahl der Frauen zu einer deutlichen Reduktion der Migränehäufigkeit. Insbesondere bei Frauen mit Migräne ohne Aura können Migräneattacken nach dem ersten Drittel der Schwangerschaft völlig ausbleiben. Eine Migräne mit Aura tritt gelegentlich erstmals in der Schwangerschaft auf. Durch die Hormonveränderungen nach der Geburt und während des Abstillens kann die Migräne jedoch wieder zunehmen. Viele Frauen berichten auch, ihre Migräne sei erstmals nach der Geburt eines Kindes aufgetreten. Auch der Stress (selbst wenn dieser nicht als belastend wahrgenommen wird), den die Umstellung des Lebens durch ein Kind mit sich bringt, kann ein wichtiger Einflussfaktor sein. Grundsätzlich gilt: Die Migräne sollte kein Grund sein, auf eine Schwangerschaft zu verzichten – meist nimmt die Migränehäufigkeit in der Schwangerschaft ab!

Wie werden Migräneattacken in der Schwangerschaft behandelt?

Aufgrund möglicher schädigender Wirkung oder mangelnder Erfahrung sind die meisten Medikamente zur Behandlung akuter Migräneattacken sowie zur Vorbeugung der Migräne während der Schwangerschaft nicht anzuwenden. Zur Attackenbehandlung wird in der Schwangerschaft Paracetamol empfohlen, häufig ist dies jedoch nicht ausreichend gut wirksam – zum Teil auch umstritten, da ein Zusammenhang zwischen einem Asthma des Kindes und weiteren Erkrankungen und der Einnahme von Paracetamol in der Schwangerschaft diskutiert wird. Letztlich sind diese Zusammenhänge noch nicht ausreichend gut untersucht. Acetylsalicylsäure sollte am Ende der Schwangerschaft nicht mehr eingesetzt werden, nichtsteroidale Antirheumatika wie Ibuprofen nur im ersten und zweiten Drittel einer Schwangerschaft. Zu Sumatriptan, dem ersten Triptan auf dem Markt, ist bislang kein vermehrtes Risiko für Mutter

oder Kind während der Schwangerschaft bekannt, auch für andere Triptane werden solche Daten gesammelt, hier sind die Erfahrungen jedoch geringer. Eine Schädigung des ungeborenen Kindes oder eine vermehrte Rate von Früh- oder Fehlgeburten ist nach dem derzeitigen Kenntnisstand nicht anzunehmen. Aufgrund der fehlenden Zulassung für die Anwendung in der Schwangerschaft kann jedoch keine generelle Empfehlung ausgesprochen werden und das Vorgehen sollte individuell mit dem behandelnden Arzt abgesprochen werden. Eine vorbeugende Therapie mit Betablockern bzw. Magnesium ist auch während einer Schwangerschaft möglich, beide Substanzen kommen in der Schwangerschaft auch aus anderen Gründen (z. B. wegen Schwangerschaftsbluthochdruck) zur Anwendung. Valproinsäure sollte schon dann nicht eingesetzt werden, wenn eine Schwangerschaft geplant ist. Eine Behandlung mit Kortison kann in Notfällen helfen, eine Attacke zu durchbrechen. Zur Kortisontherapie sollte ein Präparat eingesetzt werden, das möglichst wenig über die Plazenta zum Kind übertritt. Nichtmedikamentöse Vorbeugung mit Entspannungsverfahren und Sport sowie Biofeedback können gefahrlos eingesetzt werden.
In der Schwangerschaft können aber auch andere Kopfschmerzerkrankungen auftreten, sodass immer sorgfältig geprüft werden muss, ob es sich tatsächlich um einen Migräneanfall handelt.

Wie kann eine Migräneattacke in der Stillzeit behandelt werden?

Schmerzmittel und Triptane können in die Muttermilch übertreten. Deshalb sollte die Milch vor Einnahme eines Triptans abgepumpt und es sollte 12 Stunden nicht gestillt bzw. die Muttermilch in dieser Zeit verworfen werden.

Welche Bedeutung haben operative Verfahren in der Migränebehandlung?

Über viele Jahre wurden unterschiedlichste operative Verfahren zur Migränebehandlung versucht. In der wissenschaftlichen Literatur sind zahlreiche Operationen im Bereich des Gesichtes, der Nasennebenhöhlen, der Nasenmuscheln sowie der Muskeln oberhalb des Auges (Corrugator-Chirurgie) oder eine Lasertherapie der Augen beschrieben. Keines dieser Verfahren ist in der Kopfschmerzforschung als Therapieoption allgemein akzeptiert. Viele Operateure versprechen eine Heilung von der Migräne. Dies ist aufgrund der genetischen und neurobiologischen Ursachen der Migräne kaum vorstellbar. Zum Teil berichten jedoch Patienten, die sich solchen Operationen unterzogen haben, eine erstaunliche Verbesserung ihrer Kopfschmerzen. Woran kann dies liegen? In der ärztlichen Behandlung allgemein und besonders in der Schmerztherapie spielen Erwartungen der Betroffenen sowie Überzeugungen der Ärzte, die eine solche Behandlung ausführen, eine ganz erhebliche Rolle. Die Tatsache, dass diese Eingriffe in der Regel nicht von der Krankenkasse bezahlt werden, sondern die Kosten fast immer vom Patienten selbst getragen werden, verstärkt die Wirksamkeitserwartung noch weiter. Der Einfluss von Überzeugungen und psychischen Faktoren auf die Migräne ist außerordentlich hoch. Eine nachvollziehbare Erklärung, weshalb solche operativen Verfahren wirken sollen, die auf den neurobiologischen Grundlagen des aktuellen Verständnisses der Migräneerkrankung beruht, fehlt für die allermeisten dieser Operationen. Grundsätzlich sollten Sie sich vor einem solchen Eingriff von einem Kopfschmerzexperten beraten lassen (siehe S. 132). Eine solche Behandlung stellt keine Alternative zur Auseinandersetzung mit der Erkrankung, zur Information über eine leitliniengerechte Behandlung und zur Umstellung des Umgangs mit Stress und Alltagsbelastungen dar.

Welcher Zusammenhang besteht zwischen einem offenen Foramen ovale und einer Migräne?

Seit vielen Jahren wird ein Zusammenhang zwischen einer kleinen, bei Geburt bereits angelegten Öffnung in der Herzscheidewand zwischen beiden Herzvorkammern (Vorhöfen) im Zusammenhang mit Migräneanfällen diskutiert. Diese Öffnung wird als persistierendes Foramen ovale (PFO) bezeichnet. In einigen Untersuchungen fiel auf, dass bei Patienten, die an einer Migräne mit Aura leiden, eine solche angeborene Öffnung im Herzen häufiger besteht als bei der übrigen Bevölkerung. Ob die Ursache eine gemeinsame genetische Grundlage ist oder ob es sich vielleicht doch um einen Zufall handelt, ist bislang ungeklärt. Zum Teil haben die wissenschaftlichen Untersuchungen hier widersprüchliche Ergebnisse geliefert. Zufällig wurde beobachtet, dass Patienten, bei denen ein solches kleines Loch in der Herzscheidewand verschlossen wurde, ein Rückgang der Migräneanfälle eintrat. Daraufhin wurden wissenschaftliche Untersuchungen begonnen, die diesen Zusammenhang näher zu klären versuchten. Eine große Studie konnte den Zusammenhang nicht belegen, eine weitere Untersuchung wurde abgebrochen. Der Verschluss eines PFO ist grundsätzlich keine Standardbehandlung der Migräne und kann auch nicht als solche empfohlen werden, es besteht außerdem ein Eingriffsrisiko, das bedacht werden muss.

Was bedeutet nichtinvasive Neurostimulation zur Migränebehandlung?

Durch ein Magnetfeld oder schwache Stromflüsse über der Schädeldecke (transkranielle Stimulation) wird in wissenschaftlichen Untersuchungen versucht, die Migräne zu beeinflussen. Diese Verfahren sind im Behandlungsalltag zurzeit nicht verfügbar.
Die Stimulation des Stirnastes (Nervus supraorbitalis) mit Strom konnte in einer Studie zur Behandlung der Migräne einen Rückgang der Migränehäufigkeit zeigen. Die Stimulation erfolgt über eine

aufgeklebte Elektrode täglich 20 Minuten zur Vorbeugung der Migräne. Die Stromintensität soll so eingestellt werden, dass die Stimulation nicht schmerzhaft ist.
Die elektrische Stimulation des Nervus vagus – einem Anteil des unwillkürlichen Nervensystems – könnte künftig eine Methode zur akuten oder vorbeugenden Behandlung der Migräne darstellen. Der Stimulator wird im Verlauf der Halsschlagader seitlich am Hals aufgesetzt und eingeschaltet, die Stimulationsstärke kann eingestellt werden, die Stimulationsbehandlung dauert zwei Minuten und kann vorbeugend oder zur Akutbehandlung von Migräneattacken ausprobiert werden. Die Studien, mit der die Wirksamkeit dieser Behandlung gezeigt werden soll, sind noch nicht abgeschlossen, einzelne Patienten berichten einen guten Effekt auf ihre Kopfschmerzen.
Mit einem anderen Stimulator (VITOS®) wird im Bereich der Ohrmuschel ein Endast des Vagusnervs stimuliert (drei Stunden täglich). Für dieses Gerät konnte eine gute Wirkung gezeigt werden, wenn Patienten an mehr als 15 Tagen im Monat an Migräne leiden (chronische Migräne).

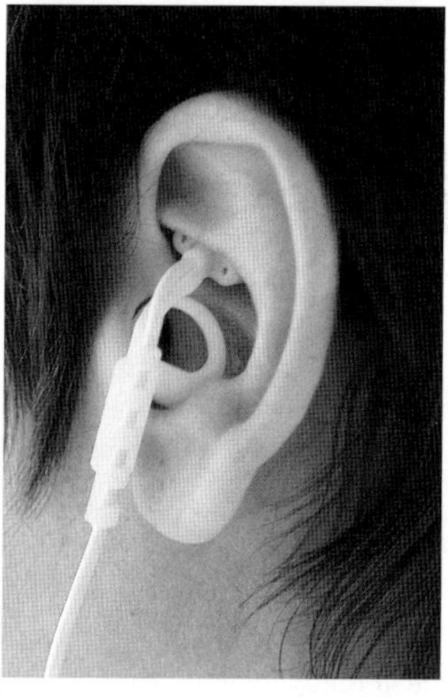

Abbildung 15 Aurikulärer Nervus-vagus-Stimulator (VITOS®; mit freundlicher Genehmigung der cerbotec GmbH)

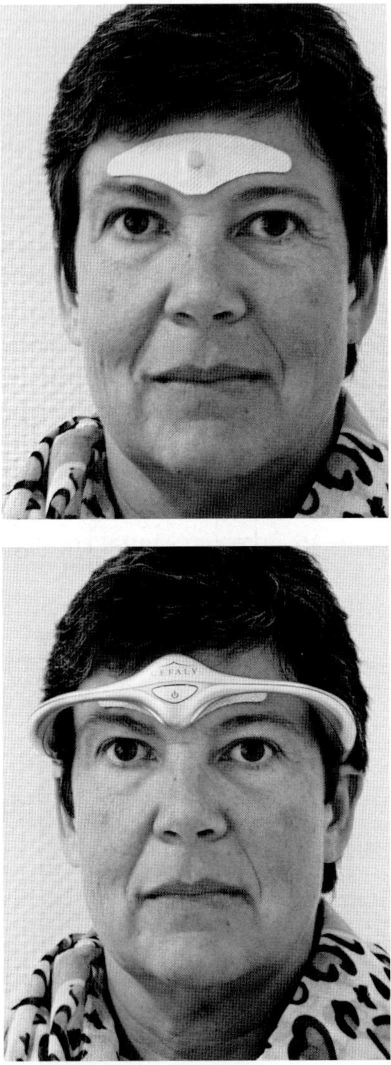

Abbildung 16a, b Für die täglich 20-minütige Anwendung des Neurostimulators (Cefaly®) wurde eine vorbeugende Wirkung bei einem Teil der Nutzer gezeigt. Die Befestigung erfolgt über eine wiederverwendbare Elektrode, die auf die Stirn aufgeklebt wird.

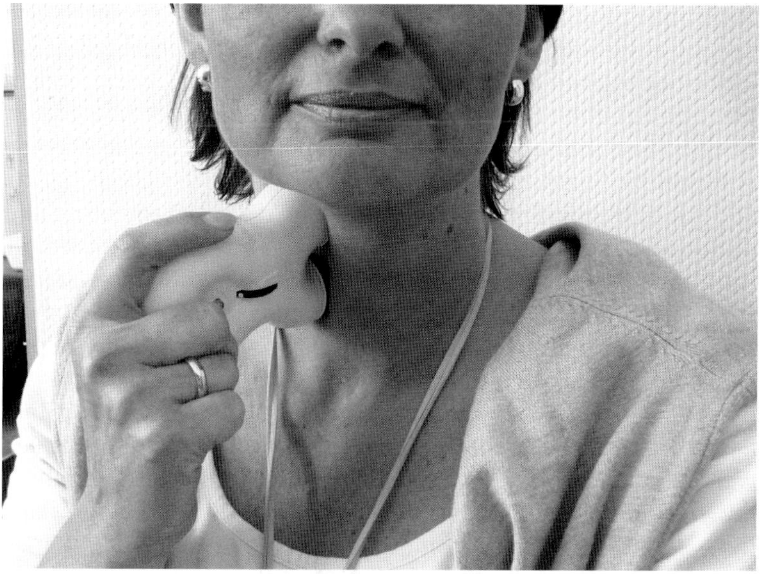

Abbildung 17 Der Vagusstimulator (GammaCore®) wird nach Tasten der Halsschlagader zur vorbeugenden oder schmerzmildernden Behandlung seitlich auf den Hals für zwei Minuten aufgesetzt: Die Wirksamkeit des Verfahrens zur Behandlung von Migräne und Clusterkopfschmerzen wird zurzeit in Studien untersucht.

Ist eine operative Neurostimulationsbehandlung eine sinnvolle Therapie der Migräne?

2011 wurde die Implantation eines Nervenstimulators am großen Hinterhauptnerv (Okzipitalisnervenstimulation) zur Behandlung einer chronischen Migräne (d. h. mehr als 15 Migränetage im Monat) zugelassen. In einem großen Register wurden möglichst alle so in Deutschland behandelten Patienten gesammelt und die Behandlungsergebnisse und die Komplikationen erfasst. Der Wirkungsmechanismus dieses Verfahrens ist nicht völlig verstanden. Schmerzfasern des großen Hinterhauptnervs scheinen auch zum Kerngebiet des Trigeminusnervs zu ziehen und können möglicherweise darüber die Schmerzwahrnehmung reduzieren. Möglicherweise gibt es eine Gruppe ausgewählter Patienten mit einer chronischen Migräne, die von einer solchen Behandlung profitieren können, wenn andere Therapieverfahren überhaupt keine Verbesserung der Migräne erbringen. Eine solche Behandlung sollte nur in Zentren und Kliniken durchgeführt werden, die Erfahrung mit diesen Verfahren haben, und nur dann zum Einsatz kommen, wenn die medikamentöse und nichtmedikamentöse vorbeugende Therapie zuvor erfolglos waren. Die Maßnahmen der leitliniengerechten Standardtherapie sollten zuvor zum Einsatz kommen. Es wird dann von einer chronischen, therapierefraktären (d. h. nicht auf die Standardbehandlung ansprechenden) Migräne gesprochen. Ob diese Bedingung erfüllt ist, muss vor einem solchen Eingriff sorgfältig geprüft werden. Als Standardtherapie der Migräne kann diese Behandlung nicht empfohlen werden, für einen Teil der Patienten scheint es jedoch ein Verfahren mit erstaunlich guten Effekten zu sein. Da im Studienregister eine hohe Anzahl technischer Komplikationen auftrat (Infektion, Kabelbruch, Notwendigkeit zur erneuten Operation), wurde die Zulassung für den Einsatz gegen chronische Migräne entzogen.

Kopfschmerz vom Spannungstyp

Was ist Kopfschmerz vom Spannungstyp?

Der Spannungskopfschmerz oder Kopfschmerz vom Spannungstyp ist der häufigste Kopfschmerz, unter dem ein Großteil der Bevölkerung zum Teil sehr häufig leidet. Der Schmerzcharakter wird meist als dumpf-drückend beschrieben. Der Schmerz ist leicht bis mittelstark, beidseitig mit Betonung in der Stirn oder am Hinterkopf. Viele beschreiben die Kopfschmerzen mit Worten wie „einen Schraubstock", „einen zu engen Hut" oder „ein Band um den Kopf, das zu eng ist". Zum Teil wird auch nur von einem Benommenheitsgefühl berichtet. Zu einer Zunahme bei körperlicher Aktivität kommt es normalerweise nicht. Die Dauer der Kopfschmerzen kann von einer halben Stunde bis zu mehreren Tagen oder sogar eine Woche betragen. Begleitsymptome wie Übelkeit, Licht- und Geräuschempfindlichkeit treten meist nicht auf.

Wenn Sie 2 der folgenden 3 Fragen mit Ja beantworten, leiden Sie wahrscheinlich unter einem Kopfschmerz vom Spannungstyp (Kieler Kopfschmerztest):

1. Ist während der Kopfschmerzen Ihr Appetit ungestört?
2. Können körperliche Aktivitäten wie Treppensteigen oder Laufen an frischer Luft die Kopfschmerzen unbeeinflusst lassen oder sogar verbessern?
3. Können Sie trotz der Kopfschmerzen Ihren üblichen Tätigkeiten (Arbeit, Schule, Freizeit) nachgehen?

Man unterscheidet eine episodische von einer chronischen Form. Episodische, d. h. gelegentlich (weniger als 15 Tage im Monat) bestehende Kopfschmerzen vom Spannungstyp sind sehr häufig, be-

einträchtigen die Lebensqualität aber nur selten stark. Ein chronischer Spannungskopfschmerz liegt dann vor, wenn es mindestens drei Monate hintereinander an jeweils 15 oder mehr Tagen im Monat zu Kopfschmerzen gekommen ist oder der Kopfschmerz an mehr als der Hälfte aller Tage im Jahr besteht.
Der chronische Spannungskopfschmerz entsteht in etwa 80 % der Fälle aus einem zuvor bestehenden episodischen Spannungskopfschmerz. Es scheint eine genetische Mitverursachung vorzuliegen, da das Risiko, selbst an einem chronischen Spannungskopfschmerz zu erkranken, in manchen Familien um das Dreifache erhöht ist. Das Auftreten von chronischen Spannungskopfschmerzen ist bei Betroffenen, die auch an Depressionen oder Angststörungen leiden, insgesamt deutlich häufiger. Der Zusammenhang ist hierbei nicht ganz klar. Zum einen erhöht eine schwere Depression das Risiko, auch an Kopfschmerzen zu erkranken. Andererseits können häufige Kopfschmerzen mit der hierdurch bedingten Verschlechterung der Lebensqualität auch zu einer depressiven Stimmungslage führen.
Ein besonderes Problem stellt das gleichzeitige Auftreten von Spannungskopfschmerzen und Migräne dar, was häufig beobachtet wird. In diesen Fällen ist es nicht klar, ob es sich bei den leichteren, als beidseitig dumpf-drückend empfundenen Kopfschmerzen wirklich um einen Spannungskopfschmerz oder vielmehr leichte Migräneattacken handelt. Für eine leichte oder beginnende Migräneattacke spricht, dass die Betroffenen häufig berichten, dass die Spannungskopfschmerzen im Verlauf von Stunden in eine „echte" Migräne übergehen können und die Anwendung von Triptanen, also Migränemedikamenten, eine Wirkung zeigt, was bei reinen Spannungskopfschmerzen eher unwahrscheinlich ist.

Wie entsteht Kopfschmerz vom Spannungstyp?

Die Entstehung der Spannungskopfschmerzen ist, obwohl es sich um eine häufige Erkrankung handelt, bis jetzt nicht geklärt. Möglicherweise gibt es auch verschiedene Ursachen, die zu Kopfschmerzen führen, die letztendlich alle wie ein Spannungskopfschmerz in

Erscheinung treten. Die Vorstellungen gehen zurzeit von einer erhöhten Anspannung der Nackenmuskulatur aus, die bei häufigem Auftreten zu einer erhöhten Empfindlichkeit der Schmerzzentren im Gehirn führt. Der Filter, der dafür sorgen soll, dass Informationen über die Grundspannung und -aktivität aus der Kopf- und Nackenmuskulatur unterbewusst verarbeitet werden, funktioniert nicht mehr ausreichend, sodass die Muskelaktivität bewusst und als schmerzhaft wahrgenommen wird. Auslöser für eine solche „Filterfehlfunktion" kann vermehrter Stress sein.
Wenn diese Fehlfunktion erst einmal dauerhaft (chronisch) eingetreten ist, lässt sich der Spannungskopfschmerz schwieriger behandeln, weil die weiterhin häufig bestehende Anspannung der Muskulatur zu einem weiteren Anstieg der Schmerzempfindlichkeit im Gehirn führt. Die Muskulatur ist vermehrt druckempfindlich. Häufig lassen sich in der Untersuchung empfindliche Schmerzpunkte ertasten. Weitere Untersuchungen dieser Muskeln zeigen aber keinen auffälligen Befund. Die Kopfschmerzklassifikation unterscheidet deshalb eine Unterform mit zusätzlicher erhöhter Druckschmerzempfindlichkeit der Muskulatur von einer Form, bei der diese Empfindlichkeit nicht besteht. Der Spannungskopfschmerz selbst ist nicht gefährlich und führt zu keiner körperlichen Schädigung. Die Diagnose eines Spannungskopfschmerzes sollte durch einen in der Behandlung von Kopfschmerzen erfahrenen Arzt erfolgen. Die Anamnese steht im Vordergrund, da ein Nachweis durch eine Untersuchung nicht möglich ist. Die Durchführung einer bildgebenden Diagnostik (CCT oder MRT) erfolgt nur zum Ausschluss einer anderweitigen Erkrankung und ist nicht regelhaft notwendig.

Was kann Kopfschmerz vom Spannungstyp auslösen?

Trigger, wie sie bei der Migräne von vielen Patienten detailliert berichtet werden, spielen beim Kopfschmerz vom Spannungstyp meist eine geringe Rolle. Stress und Belastungen können die Kopfschmerzen begünstigen. Er wird häufig am Nachmittag oder Abend nach einem anstrengenden Tagesverlauf berichtet. Die Betroffenen berichten häufig, dass der Kopfschmerz ablenkbar sei (d. h., sie bemerken ihn kaum, wenn sie anderen Aktivitäten nachgehen, und sind deutlich gestört, wenn sie zur Ruhe kommen).

Wie wird ein akuter Kopfschmerz vom Spannungstyp behandelt?

Medikamentös sind bei akuten Schmerzen die meisten Schmerzmittel, wie Acetylsalicylsäure 500 mg, Paracetamol 500 mg oder Ibuprofen 400 mg oder ein Kombinationspräparat aus Acetylsalicylsäure, Paracetamol und Coffein gut wirksam. Informationen zu diesen Medikamenten finden Sie im Kapitel zur Migräne (siehe S. 33). Alternativ können auch ätherische Öle wie Pfefferminzöl versucht werden, die flächig auf Stirn, Schläfen und den Nacken aufgetragen werden sollen. Die Wirkung von Pfefferminzöl zur Behandlung ist ebenfalls wissenschaftlich belegt. Auch Eisabreibungen und andere Maßnahmen können eingesetzt werden, eine ausführliche Darstellung dazu finden Sie im Kapitel „Mit welchen nichtmedikamentösen Maßnahmen lassen sich Kopfschmerzen lindern?" (S. 53). Auch für den Spannungskopfschmerz gilt, dass die häufige Einnahme von Schmerzmitteln an mehr als 15 Tagen im Monat zu einer Zunahme der Kopfschmerzen führen kann, weshalb bei einem chronischen Spannungskopfschmerz empfohlen wird, Schmerzmittel nur dann einzunehmen, wenn es sich nicht vermeiden lässt, um einem Kopfschmerz durch Analgetikaübergebrauch vorzubeugen (siehe S. 47). Die gelegentliche Einnahme eines Schmerzmittels an einzelnen Tagen mit überdurchschnittlich starken Schmerzen ist möglich.

Behandlung der Kopfschmerzen (Spannungskopfschmerz)	Pfefferminzöl auf beide Schläfen/Nacken auftragen und/oder Analgetikum (z. B. Ibuprofen 400–600 mg)
Basis-Maßnahmen	Ablenkung und Aktivität (z. B. Spaziergang) Pause einlegen

Abbildung 18 Attackentherapie des Kopfschmerzes vom Spannungstyp

Welche vorbeugende Behandlung kann beim Kopfschmerz vom Spannungstyp erfolgen?

Im Vordergrund der vorbeugenden Behandlung stehen Allgemeinmaßnahmen, wie die Organisation eines regelmäßigen Tagesablaufes mit Pausen und ausreichendem Schlaf, sowie die Reduktion von Stressfaktoren, regelmäßiger Ausdauersport (z. B. Radfahren, Schwimmen, Joggen, Nordic Walking usw.) und die Durchführung von Entspannungsübungen, die ähnlich wie bei der Migräne gut wirksam sind. Es stehen verschiedene Entspannungsverfahren zur Verfügung, wobei sich die progressive Muskelrelaxation nach Jacobson als eines der wirksamsten und am einfachsten durchzuführenden Verfahren herausgestellt hat. Nähere Informationen zu den nichtmedikamentösen Behandlungsmaßnahmen finden sich im Kapitel zur Migräne (siehe S. 53).

Wenn die Kopfschmerzen häufiger werden (wie bei der Migräne wird von einem chronischen Kopfschmerz bei mehr als 15 Kopfschmerztagen im Monat gesprochen), ist es oftmals erforderlich, eine vorbeugende Behandlung (Prophylaxe) mit einem Medikament zu beginnen, dass kein Schmerzmittel ist. Hier werden beim Spannungskopfschmerz vor allem Antidepressiva eingesetzt, die unabhängig von ihrer Wirkung gegen Depressionen auch bei vielen

Arten von Schmerzen lindernd wirken. Der am besten gesicherte Effekt besteht durch das Medikament Amitriptylin. Das Medikament soll die ursprüngliche Filterfunktion und das Gleichgewicht zwischen Schmerzwahrnehmung und Schmerzabwehr wiederherstellen. Alternativen hierzu sind auch Nortriptylin und Doxepin. Ebenso kann dazu (oft mit etwas geringerer Wirkung) Tizanidin (Sirdalud®) oder Valproat verwendet werden, die keine Antidepressiva sind. Tizanidin bewirkt im Bereich des Rückenmarks über die Nervenzellen eine Muskelentspannung. Allen diesen Medikamenten ist gemeinsam, dass sie bei gutem Ansprechen zu einer Reduktion der Kopfschmerzhäufigkeit und -intensität führen können, der Effekt jedoch meistens erst nach vier bis acht Wochen auftritt, teilweise auch noch später. Zur Vermeidung von Nebenwirkungen, die ab dem ersten Einnahmetag auftreten können, sollten die Medikamente langsam und zunächst sehr niedrig eindosiert werden.
Die Kombination des Antidepressivums mit Entspannungsverfahren oder Sport erhöht die Erfolgsaussichten der Behandlung erheblich. Behandlungsversuche mit Botulinumtoxin haben keine Wirkung gezeigt, weshalb der Einsatz nicht empfohlen wird. Akupunktur kann versucht werden, die Ergebnisse in den hierzu durchgeführten Untersuchungen sind jedoch sehr unterschiedlich.

Prophylaxe Medikation	Antidepressiva (z. B. Amitriptylin) oder Valproinsäure, Tizanidin u. a.
Basis-Maßnahmen	Mindestens 3 × wöchentlich 30 min Ausdauersport
	Mindestens 3 × wöchentlich Entspannungsverfahren
	Stressreduktion, Pause im Tagesablauf, regelmäßiger ausreichender Schlaf
	Beachtung und ggf. Behandlung zusätzlicher psychischer Erkrankungen
	Schulung und Aufklärung (ggf. tagesklinisch oder stationär)

Abbildung 19 Prophylaxe des Kopfschmerzes vom Spannungstyp

Clusterkopfschmerz

Was ist Clusterkopfschmerz?

Der Clusterkopfschmerz ist eine Kopfschmerzerkrankung, die sich durch streng einseitige und in kurzen Attacken auftretende sehr starke Schmerzen im Bereich von Schläfe und Auge äußert. Die Bezeichnung Cluster (Cluster ist englisch und bedeutet „Häufung") bezieht sich auf die Eigenart dieser Kopfschmerzform, periodisch gehäuft für einige Wochen bis mehrere Monate aufzutreten. Episoden beginnen meist im Frühjahr oder Herbst, d. h., die Krankheit hat eine jahreszeitliche Rhythmik. Im Anschluss an diese Episoden schließen sich dann oft Monate, manchmal Jahre an, in denen diese Kopfschmerzattacken gar nicht auftreten.
Der Kopfschmerzcharakter wird als unerträglich, reißend, bohrend, manchmal auch als brennend geschildert. Der Punkt der stärksten Schmerzen wird meist um das Auge herum angegeben. Viele Patienten berichten jedoch auch über Schmerzen im Oberkiefer oder ein Ausstrahlen der Schmerzen bis zum Hinterkopf, seltener auch bis zur Schulter.

Wenn Sie 2 der folgenden 3 Fragen mit Ja beantworten, leiden Sie wahrscheinlich unter einem Clusterkopfschmerz (Kieler Kopfschmerztest):

1. Treten die Kopfschmerzen in Anfällen einseitig im Augen-/Schläfenbereich für eine Dauer von 15 Minuten bis 3 Stunden auf?
2. Werden die Kopfschmerzen auf der gleichen Seite von Augenrötung, Augentränen, Nasenverstopfung, Nasenlaufen, hängendem Augenlid oder körperlicher Unruhe begleitet?
3. Treten die Kopfschmerzen in Attacken jeden 2. Tag bis zu 8-mal pro Tag auf?

Typischerweise treten beim Clusterkopfschmerz während der Kopfschmerzattacken eines oder mehrere der nachfolgenden Begleitsymptome auf der Seite des Kopfschmerzes auf:

- Rötung des Auges
- Tränen des Auges
- ein hängendes Augenlid (Ptose)
- laufende und/oder verstopfte Nase
- Schwitzen im Bereich der Stirn oder des Gesichtes

Weiteres typisches Zeichen ist eine Unruhe, die die Patienten zum Umherlaufen oder Wippen mit Kopf oder Oberkörper bringt. Ein Teil der Patienten berichtet über einen zwischen den Attacken bestehenden leichten dumpfen Hintergrundkopfschmerz, insbesondere wenn sehr häufig Attacken bestehen.
Die heftigen und einseitigen Attacken dauern meist „nur" zwischen 15 und 180 Minuten an und treten unvermittelt, bei vielen Patienten aus dem Schlaf heraus (Attacken treten aber nicht nur im Schlaf auf!) zu einer ähnlichen Uhrzeit (tageszeitliche Rhythmik) auf. Die Betroffenen können oft „den Wecker danach stellen", wann die nächste Attacke auftritt. Die Kopfschmerzen treten bei etwa 80 % der Patienten immer auf der gleichen Seite auf. Im langjährigen Erkrankungsverlauf können sie die Seite aber auch wechseln. Die Häufigkeit der Attacken kann zwischen einer Attacke jeden zweiten Tag und acht Attacken täglich liegen. Zu Beginn einer Episode oder in der Phase des Abklingens können Attacken immer seltener werden, im Abstand einiger Tage auftreten und dann verschwinden. Zum Teil treten in dieser Phase auch inkomplette Attacken auf. Betroffene bemerken eine beginnende Attacke, das Auge tränt leicht, aber der Schmerz kommt nicht dazu. Die Betroffenen bezeichnen dies als „kalte Attacken".
Aufgrund seiner Begleitsymptome wird der Clusterkopfschmerz der Gruppe der trigeminoautonomen Kopfschmerzen zugeordnet. Das autonome oder vegetative Nervensystem steuert unwillkürliche Körperfunktionen (z. B. das Schwitzen, Augentränen, Nasenlaufen). Bei den meisten Betroffenen kann der Genuss von Alkohol Attacken

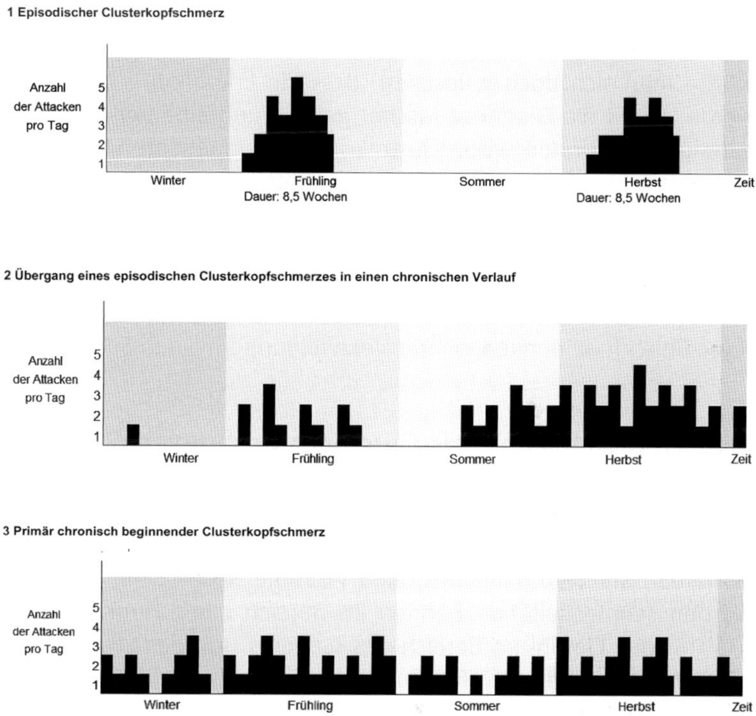

Abbildung 20 Episodischer und chronischer Verlauf des Clusterkopfschmerzes

auslösen, aber auch viele andere Auslöser (z. B. Gerüche) werden berichtet. Es ist unklar, wieso die Mehrzahl der Clusterpatienten Raucher sind.

Man unterscheidet den episodischen Clusterkopfschmerz mit Ruhephasen zwischen den Attacken von einigen Monaten bis zu mehreren Jahren von dem chronischen Clusterkopfschmerz mit Ruhephasen zwischen den Attacken von weniger als einem Monat. Eine andere alte Bezeichnung für den Clusterkopfschmerz ist u. a. Bing-Horton-Syndrom.

Es handelt sich insgesamt um eine seltene Kopfschmerzerkrankung, glücklicherweise ist nur jeder 1000. Mensch in Deutschland von der Erkrankung betroffen, die insgesamt deutlich häufiger bei Männern als bei Frauen auftritt. Die Gesamtzahl der Betroffenen in Deutschland wird mit ca. 120.000 angenommen – bei einer so großen Zahl würde man sich doch wünschen, dass die Erkrankung bekannter werde, damit die Diagnose rascher gestellt und eine wirksame Behandlung begonnen wird. Clusterkopfschmerzpatienten berichten von einer sehr starken Einschränkung ihrer Lebensqualität in allen Lebensbereichen. In der akuten Clusterepisode besteht häufig Arbeitsunfähigkeit, ein chronischer Verlauf kann zur Erwerbsunfähigkeit führen. Wenn die Erkrankung unzureichend behandelt wird, können sogar Gedanken des Lebensüberdrusses auftreten und einzelne Betroffene denken in ihrer Verzweiflung an einen Suizid.

Was ist die Ursache des Clusterkopfschmerzes?

Eine Ursache für den Clusterkopfschmerz konnte bisher noch nicht nachgewiesen werden. Es gibt Hinweise dafür, dass ein bestimmtes Hirnareal, der Hypothalamus, eine wichtige Rolle spielt. Daneben werden schmerzleitende Bahnen im Bereich eines Hirnnervs, der u. a. für das Gefühl im Bereich des Gesichts und der Stirn-/Schläfenregion zuständig ist (Trigeminusnerv), durch noch unbekannte Einflüsse gereizt. Zu den trigeminoautonomen Kopfschmerzen gehören noch weitere sehr seltene Kopfschmerzerkrankungen (die paroxysmale Hemikranie, das SUNCT-Syndrom und SUNA), die dem Bild des Clusterkopfschmerzes ähneln, sich aber vor allem durch kürzere und häufigere Attacken unterscheiden. Außerdem gehört in diese Gruppe die Hemicrania continua, die einen streng einseitigen Dauerkopfschmerz mit aufgelagerten kürzeren Attacken bezeichnet. Die Unterscheidung der Unterformen der trigeminoautonomen Kopfschmerzen nach ihrer Anfallsdauer ist relevant, da die Erkrankungen unterschiedlich behandelt werden.

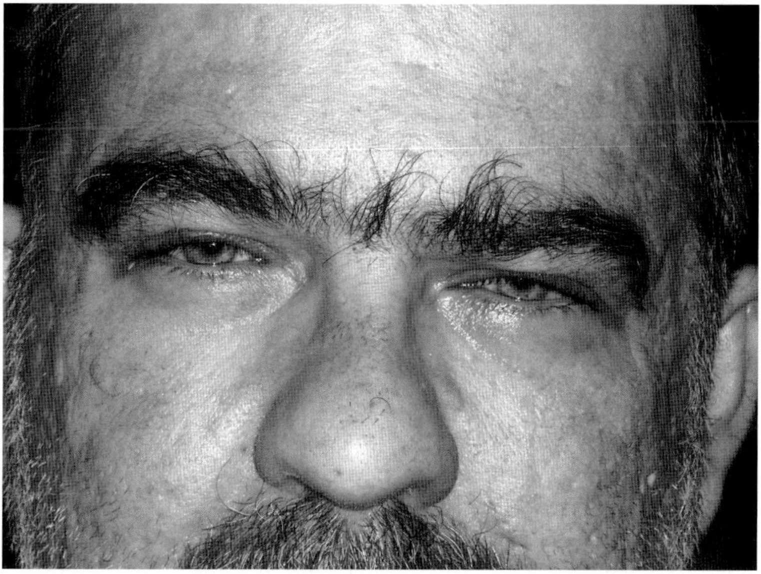

Abbildung 21 Patient in einer Clusterkopfschmerzattacke, das Auge auf der betroffenen Kopfhälfte wird kleiner, ist gerötet und tränt

Clusterkopfschmerz – wie wird er diagnostiziert?

Die Diagnose eines Clusterkopfschmerzes erfolgt durch die ärztliche Befragung (Anamnese) des Patienten aufgrund der oben genannten Symptome. Eine sorgfältige neurologische körperliche Untersuchung ist ebenfalls notwendig. Apparative Untersuchungsmethoden oder Blutuntersuchungen tragen nicht zur Diagnose bei, sind beim Clusterkopfschmerz jedoch erforderlich, um eine andere Erkrankung (z. B. einen Tumor oder eine Entzündung) zweifelsfrei auszuschließen. Zur Diagnostik muss eine Kernspintomographie (MRT) des Gehirns zum Ausschluss einer anderen Ursache der Kopfschmerzen durchgeführt werden. Insbesondere Erkrankungen der Hirnanhangsdrüse (Hypophyse) können einen Clusterkopfschmerz zum

Verwechseln ähneln, sodass im Gegensatz zur Migräne solche Diagnostik bei dieser Erkrankung auch notwendig und empfohlen ist. Leider ist das Krankheitsbild auch unter Ärzten wenig bekannt. Es dauert sehr häufig drei oder mehr Jahre, bis die korrekte Diagnose gestellt wird. Etwa bei einem Viertel der Betroffenen werden Zähne entfernt, weil sie oder die behandelnden Ärzte die Ursache der Schmerzen dort vermuten. Dies hat keinen günstigen Einfluss auf die Erkrankung und sollte unbedingt unterbleiben.

Wie wird ein Clusterkopfschmerz behandelt?

Der Clusterkopfschmerz ist eine Erkrankung, die durch medizinische Behandlung bisher nicht heilbar ist.
Die Intensität der Schmerzattacken und die Attackenhäufigkeit können aber durch eine gezielte medikamentöse Behandlung meistens deutlich vermindert werden. Bei der Mehrzahl der Patienten ist der Clusterkopfschmerz gut behandelbar. Betroffene, die auf die Behandlung unzureichend ansprechen, sollten von erfahrenen Ärzten in spezialisierten Kopfschmerzzentren oder Ambulanzen betreut werden. Da die Erkrankung im Vergleich zur Migräne selten ist, ist die Anzahl der Ärzte, die große Erfahrung mit dem Krankheitsbild haben, begrenzt.

Welche Medikamente kommen zur Behandlung der Clusterattacken infrage?

Zur Akutbehandlung der Schmerzattacken kommen die Inhalation von Sauerstoff, der Einsatz von Triptanen, die auch bei Migränepatienten zum Einsatz kommen, und Lidocain-Nasenspray (örtliches Betäubungsmittel, wie es auch der Zahnarzt verwendet) infrage. Wichtig ist, dass bei der Anwendung von Sauerstoff eine ausreichend hohe Konzentration reinen Sauerstoffs verwendet wird. Dieser wird auf ärztliche Verordnung von einem Sanitätshaus (Krankenkassenleistung) in großen Flaschen angeliefert. Die Konzentration von Sauerstoff, die mit Konzentratoren aus der Raumluft erreicht wird,

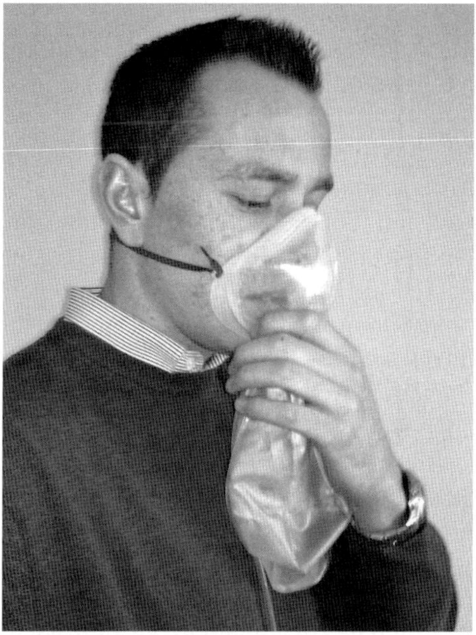

Abbildung 22 Patient bei der Inhalation von Sauerstoff

reicht nicht aus, deshalb wird die Verordnung eines Konzentrators nicht empfohlen. Wichtig sind eine hohe Dosierung und die Anwendung zu Attackenbeginn (z. B. mit 12 Litern Flussrate pro Minute). Es sollte eine geschlossene Mund-Nasen-Maske mit einem Reservoirbeutel (Non-Rebreather-Maske, Hochkonzentrationsmaske) verwendet werden. Nasenbrillen sind zur Sauerstoffinhalation beim Clusterkopfschmerz nicht wirksam, da hier eine Mischung aus Sauerstoff und Raumluft eingeatmet wird, der 100 % konzentrierte Sauerstoff also verdünnt wird! Von Vorteil ist, dass die Anwendung von Sauerstoff keine Nebenwirkung hat. Die Kosten für eine Behandlung mit Sauerstoff werden als Heilmittel von den gesetzlichen und privaten Krankenkassen übernommen. Neben großen Sauerstoffflaschen, die 10 Liter umfassen, gibt es auch kleine mit 2 Litern Inhalt in speziellen Rucksäcken, die auch außer Haus mitgeführt werden können.

Ausführliche Informationen zu den Triptanen finden Sie im Kapitel zur Migräne. Die Wirksamkeit bei der Einnahme von Triptantabletten ist für die meisten Clusterkopfschmerzpatienten zu langsam, sodass hier zunächst die Anwendung als Nasenspray erfolgt, da die Wirkung schneller eintritt. Das Triptannasenspray (Zolmitriptan: AscoTop nasal® [5 oder 10 mg]; Sumatriptan: Imigran nasal® [10 oder 20 mg]) muss dazu nicht auf der Seite der Kopfschmerzen angewendet werden. Am stärksten und schnellsten wirksam ist die Injektion von Sumatriptan unter die Haut (Imigran Injekt®, Sumatriptan-Hormosan®). Die Injektion von Sumatriptan unter die Haut stellte deshalb den „Goldstandard" der Attackentherapie dar. Die Handhabung der Autoinjektoren ist einfach und kann rasch erlernt werden. Für Notfallsituationen mit stärksten Clusterkopfschmerzattacken sollten Patienten über diese Möglichkeit als Reservebehandlung verfügen, auch wenn sie sonst ausreichend gut mit Sauerstoff oder Triptannasenspray behandeln können.

Lidocain 4–8 % wirkt, in die Nase gegeben, durch eine Betäubung im Bereich eines Nervenknotens (Ganglion sphenoidale), der an der Nasenhinterwand unter der Schleimhaut in der Tiefe liegt. Um eine gute Wirkung zu erreichen und den Wirkstoff an die richtige Stelle zu bringen, muss der Kopf nach hinten geneigt und zur Kopfschmerzseite gekippt werden. Lidocain wirkt nur bei einem Teil der Patienten.

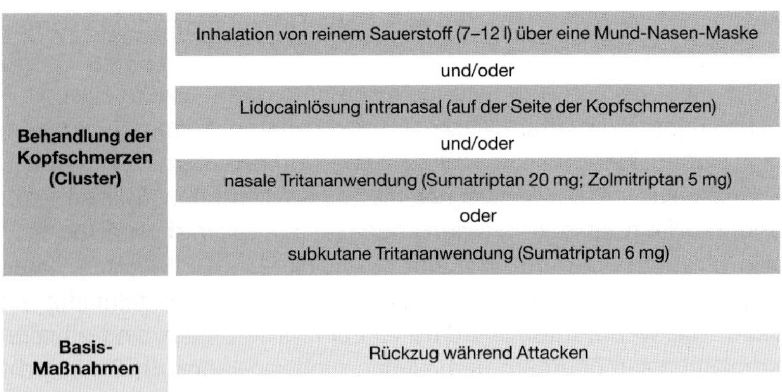

Abbildung 23 Attackentherapie des Clusterkopfschmerzes

Welche vorbeugende Behandlung wird beim Clusterkopfschmerz eingesetzt?

Zur prophylaktischen Behandlung der Attacken kommen verschiedene Medikamente zum Einsatz. Bei chronischem und episodischem Clusterkopfschmerz ist das Mittel der ersten Wahl zur Vorbeugung der Wirkstoff Verapamil, ein Medikament, das ursprünglich zur Behandlung von Herzrhythmusstörungen eingesetzt wird. Zur Behandlung von Clusterkopfschmerzen sind meistens wesentlich höhere Dosierungen von Verapamil als beim ursprünglichen Verwendungszweck notwendig. Als Nebenwirkungen können Müdigkeit, Benommenheit, Knöchelödeme (Wassereinlagerungen) und eine Herzschlagverlangsamung (Bradykardie) auftreten. In seltensten Fällen kann es zu einer Zunahme des Zahnfleisches (Gingivahyperplasie) kommen. Obstipation (Verstopfung) kann unter hohen Dosierungen auftreten, dann ist eine ballaststoffreiche Ernährung sinnvoll, unter Umständen muss dies auch zusätzlich behandelt werden. Verapamil wirkt in niedriger Dosierung (z. B. 3 × 80 mg) meist nicht ausreichend gut, empfohlen werden Dosierungen bis 560 mg Tagesdosis, unter sorgfältiger Überwachung eines Spezialisten sind noch höhere Dosierungen möglich. Nach einer Dosiserhöhung dauert es einige Tage, bis sich ein neuer, gleichmäßiger Wirkspiegel einstellt, es ist also etwas Geduld zum Finden der am besten verträglichen und gut wirksamen Dosis notwendig.

Wenn gleichzeitig ein Betablocker eingenommen wird oder eine Überleitungsstörung am Herzen vorliegt, eine Herzmuskelschwäche (Herzinsuffizienz) oder schwere Leberfunktionsstörung (Leberzirrhose) besteht und während der Schwangerschaft bzw. Stillzeit sollte Verapamil nicht eingenommen werden. Insgesamt ist Verapamil ein sehr effizientes und gut verträgliches Medikament. Wegen der Verlangsamung der Erregungsleitung im Herzen muss regelmäßig ein EKG abgeleitet werden. Wird der Pulsschlag zu langsam oder bestehen Störungen der Reizweiterleitung im Herzen, kann die Dosis nicht weiter erhöht werden. Als überbrückende Therapie bis zum Wirkungseintritt von Verapamil wird häufig kurzfristig über zwei bis drei

Wochen Kortison eingesetzt. Eine solche Kortisonstoßtherapie kann bei der Mehrzahl der Betroffenen Clusterattacken vorübergehend gut beseitigen. Die Dosierungen können hier unterschiedlich sein; häufig reichen 100 mg Prednison über einige Tage, gefolgt von einer schrittweisen Dosisreduktion, gelegentlich ist auch die Gabe von bis zu 1000 mg intravenös (als Infusion) notwendig. Dies wird dann meist im Rahmen einer stationären Behandlung durchgeführt. Eine Dauereinnahme von Kortison ist wegen zahlreicher Nebenwirkungen bei längerer Einnahme (Gewichts-, Blutdruck- und Blutzuckerzunahme, Osteoporose) nicht sinnvoll. Wegen der Gefahr der Entstehung eines Magengeschwürs sollte Kortison immer nur gemeinsam mit einem Magenschutzmittel, einem Protonenpumpenhemmer (z. B. Pantoprazol oder Omeprazol), zum Einsatz kommen. Bei einer kurzzeitigen Einnahme sind die Nebenwirkungen einer Kortisonbehandlung vertretbar, häufig wird eine Schlafstörung bemerkt. Eine Behandlung mit Kortison ist nicht möglich, wenn zeitgleich eine bakterielle Infektion besteht.

Lithium ist zur vorbeugenden Behandlung des Clusterkopfschmerzes gut wirksam. Die Substanz wird sonst in der psychiatrischen Behandlung eingesetzt. Die Eindosierung dauert jedoch länger und erfordert regelmäßige Blutkontrollen, da das Medikament in einem bestimmten Wirkspiegel liegen muss, um eine gute Wirkung zu gewährleisten und Nebenwirkungen zu vermeiden. Eine Eindosierung bei regelmäßig kurzen Clusterepisoden von nur wenigen Wochen im Jahr ist daher nicht sinnvoll. Am häufigsten treten als Nebenwirkungen bei Überdosierung Übelkeit, Erbrechen, Durchfälle, leichtes Zittern der Finger/Hände, Müdigkeit, Harndrang oder Gewichtszunahme auf. In der Schwangerschaft bzw. Stillzeit, bei schwerer Nierenfunktionsstörung oder schweren Herz-Kreislauf-Erkrankungen (z. B. Herzinsuffizienz) sollte Lithium nicht eingenommen werden. Auf eine gleichmäßige Flüssigkeitszufuhr sollte unter der Lithiumeinnahme geachtet werden. Die Blutspiegelkontrolle ist erst nach der Einnahme über einige Tage sinnvoll, da sich ein Gleichgewicht aus Einnahme und Ausscheidung erst dann einstellt. Die Blutspiegelkontrollen erfolgen üblicherweise 12 Stunden nach der Einnahme der vorausgegange-

nen abendlichen Lithiumdosis am Folgemorgen. Eine Kontrolle der Schilddrüsenhormonwerte ist ebenfalls regelmäßig notwendig.
Daneben kommt auch Topiramat (oftmals in höheren Dosierungen als bei der vorbeugenden Therapie der Migräne) zum Einsatz. Ausführliche Informationen zu Topiramat finden Sie im Abschnitt zur Migräne. Beim Clusterkopfschmerz sind häufig Dosierungen von 150 mg Topiramat Tagesdosis notwendig (siehe S. 71).
Das früher häufiger eingesetzte Medikament Methysergid (Deseril®) ist nicht mehr verfügbar. Die Arzneimittelbehörden in Europa drängen darauf, ergotaminähnliche und ergotaminhaltige Medikamente aufgrund der Nebenwirkungen vom Markt nehmen. Problematisch ist das für die Patienten, die auf andere Medikamente nicht ausreichend gut ansprechen.

Prophylaxe Medikation	Verpamil (EKG-Kontrolle!) und/oder Kurzzeittherapie mit Kortison und/oder Okzipitalisblockade mit Kortison und Lokalanästhetika und/oder Lithium (insbesondere beim chronischen Clusterkopfschmerz) und/oder Weitere Substanzen: Topiramat, Valproinsäure, Melatonin und/oder Nichtinvasive Vagusnerven-Stimulation wenn unzureichend Kombination von Prophylaktika und/oder Therapieversuch mit lang wirksamen Triptanen zur Prophylaxe oder Ergotamin oder Methysergid bei Therapieversagen Neurostimulation und operative Verfahren nur in Zentren
Basis-Maßnahmen	Meidung von Triggern (z. B. Alkohol) in der Episode

Abbildung 24 Prophylaxe des Clusterkopfschmerzes

Kurzzeitig kann eine lokale Injektion mit einem Gemisch aus einem Lokalanästhetikum (örtliches Betäubungsmittel) und einem Kortisonpräparat gut helfen. Dazu wird es an den Nervenaustrittsort des großen und kleinen Hinterhauptnervs (Nervus occipitalis major und minor) auf der Seite der Kopfschmerzen gespritzt (sogenannte Okzipitalisblockade). Die Injektion ist unkompliziert, das Risiko von Verletzungen und Nebenwirkungen gering, es kann selten zu einem Haarausfall über der Einstichstelle oder zu einer örtlich begrenzten Infektion (Abszess) kommen. Die gute Wirkung der Okzipitalisblockade wurde mehrfach in klinischen Studien gezeigt.

An nichtoperativen Verfahren kann eine Stimulationsbehandlung des Nervus vagus eingesetzt werden. Dabei wird ein kleiner Neurostimulator (GammaCore®) über der Halsschlagader aufgesetzt und stimuliert für rund zwei Minuten durch Stromfluss durch die Haut den Nervus vagus. Der Nervus vagus ist einer der Hauptnerven des unwillkürlichen (autonomen) Nervensystems und zieht mit der Halsschlagader. Für das Verfahren ist kein operativer Eingriff notwendig, die Behandlung kann vom Patienten selbst durchgeführt werden. In Deutschland wurden zwei Studien zur Wirksamkeit durchgeführt. Die Auswertung zeigt, dass bei vielen Patienten eine gute prophylaktische Wirkung erreicht wird. Bei einem Teil besteht auch eine Wirkung in der akuten Clusterattacke. Das Gerät ist bereits zugelassen, die Kostenübernahme durch die Krankenkasse ist auf Antrag zum Teil möglich (siehe auch Abb. 17, S. 87).

Welche operativen Verfahren können bei einem Clusterkopfschmerz eingesetzt werden?

Erst nach Versagen der medikamentösen Maßnahmen kommen bei ausgewählten Patienten operative Verfahren zum Einsatz, wie z. B. die elektrische Stimulation des großen Hinterhauptnervs (sogenannte Okzipitalisstimulation).

Seit einigen Jahren besteht Erfahrung mit der elektrischen Stimulation im Bereich des Hypothalamus. Dazu werden Stimulationselektroden in das Gehirn implantiert. Es handelt sich *nicht* um ein Routineverfahren zur Behandlung des Clusterkopfschmerzes. Das Verfahren wird erst eingesetzt, wenn weniger eingreifende Behandlungen nicht wirken.

Für ausgewählte Patienten mit einem chronischen Clusterkopfschmerz kann eine elektrische Stimulation des großen Hinterhauptnervs (Nervus-occipitalis-Stimulation) hilfreich sein. Hierbei muss *keine* operative Öffnung des Schädels erfolgen. Stimulationselektroden werden am Hinterkopf in die Nähe des Nervs unter die Haut eingebracht, zusätzlich muss ein Generator (Steuereinheit mit Batterie, ähnlich einem Herzschrittmacher) operativ in der Flanke eingebracht werden. Etwa zwei Drittel der Operierten sprechen gut auf die Behandlung an, Attackenzahl und Attackenschwere werden reduziert. Daten über den längeren Verlauf liegen allerdings nur von wenigen Patienten vor. Technische Probleme und Infektionen können dazu führen, dass ein zweiter operativer Eingriff notwendig wird.

Zugelassen ist auch die Behandlung mit einem Verfahren, bei dem das Ganglion sphenoidale (ein Nervenknoten unterhalb des Auges) stimuliert wird. Durch die Mundhöhle wird die Stimulationselektrode dabei auf den Oberkiefer aufgeschraubt. Im Fall einer Attacke wird von außen mit einer Steuereinheit die Stimulation gestartet. Das Verfahren sollte nur eingesetzt werden, wenn große Erfahrung mit der Standardbehandlung des Clusterkopfschmerzes und der Patientenauswahl besteht. Es können einzelne Attacken wirksam behandelt werden, bei regelmäßiger Anwendung hat die Stimulation häufig auch einen vorbeugenden Effekt und die Anzahl der Clusterkopfschmerzattacken geht zurück.

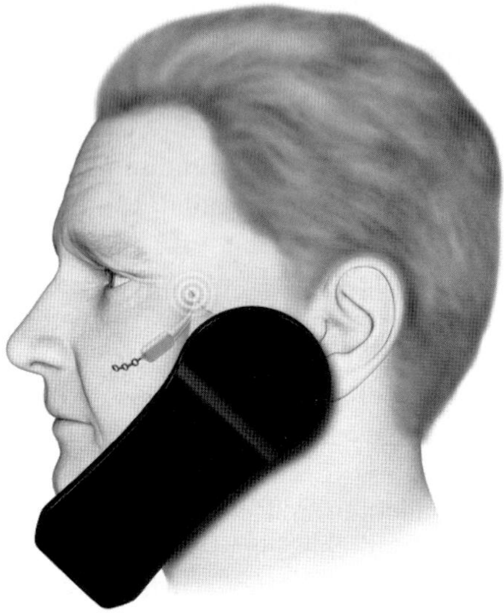

Abbildung 25 Pulsante-Stimulator
(mit freundlicher Genehmigung der Automatic Technologies Europe GmbH)

Die Behandlung von Clusterkopfschmerzen, die auf eine Standardtherapie nicht ansprechen, sollte an ausgewiesenen großen Zentren mit langjähriger Erfahrung in der Behandlung von Clusterkopfschmerzen erfolgen. Diese Behandlungen kommen nach aktuellem Kenntnisstand nur für Patienten mit einem chronischen (d. h. ganzjährig durchgehend auftretenden) Clusterkopfschmerz infrage, die auf die medikamentöse Therapie unzureichend ansprechen. Um den Patienten einen besseren Zugangsweg zur kompetenten Behandlung zu ermöglichen, wurden Clusterkopfschmerz-Competence-Center (CCC) durch den Selbsthilfeverband der Patienten CSG e. V. zertifiziert. In diesen CCC wissen Ärzte und Pyschologen auch um den hohen Leidensdruck der Betroffenen und können spezielle Unterstützung anbieten, auch eine stationäre Behandlung kann notwendig sein, um eine schwere Episode zu überwinden oder psychologische Unterstützung zusätzlich anzubieten.

Weitere Kopfschmerztypen

Andere Kopfschmerztypen ohne nachweisbare Grunderkrankung

Es gibt noch eine Reihe seltener Kopfschmerzerkrankungen, die zu den primären Kopfschmerzen gezählt werden und deren Ursache letztlich ungeklärt ist.

Paroxysmale Hemikranie

Eng verwandt mit dem Clusterkopfschmerz ist die paroxysmale Hemikranie. Auch bei dieser Erkrankung unterscheidet man einen episodischen Verlauf (wiederkehrende Kopfschmerzepisoden von einigen Wochen Dauer) von einem chronischen Verlauf (ganzjähriges Auftreten der Erkrankung). Es treten Attacken auf, die dem Beschwerdebild des Clusterkopfschmerzes gleichen, die Attacken dauern jedoch deutlich kürzer an (kürzer als 30 Minuten, häufig nur wenige Minuten). Es kommt auch zu autonomen Begleitsymptomen wie Nasenlaufen, Augentränen und einem Herabsinken des Augenlides. Die Behandlung kann mit Indometacin, einem stark entzündungshemmenden Schmerzmittel, erfolgen. Ziel ist es dabei, die niedrigste Dosis zu finden, die gerade eben ausreicht, um die Schmerzen zu unterdrücken. Problematisch ist jedoch häufig, dass dieses Präparat Magenbeschwerden auslösen kann und nur wenige Ausweichpräparate zur Verfügung stehen. Sauerstoff wirkt zur Behandlung nicht. Die Behandlung einer paroxysmalen Hemikranie sollte bei einem Kopfschmerzspezialisten erfolgen.

Hemicrania continua

Hierbei handelt es sich um einen seltenen Kopfschmerz, der nach der neuen Klassifikation der Kopfschmerzerkrankungen aus dem Jahr 2013 ebenfalls zu den trigeminoautonomen Kopfschmerzerkrankungen zählt. Der Kopfschmerz ist einseitig ausgeprägt und tritt als Dauerkopfschmerz auf. Ein Teil der Patienten berichtet leichte autonome Zeichen, wie das Tränen eines Auges oder eine Augenrötung bei Phasen der Schmerzzunahme. Auch die Behandlung der Hemicrania continua erfolgt wie die der paroxysmalen Hemikranie zunächst mit Indometacin.

Primärer schlafgebundener Kopfschmerz (Hypnic Headache)

Der primär schlafgebundene Kopfschmerz ist erst seit wenigen Jahren beschrieben. In der internationalen Literatur wird er als Hypnic Headache (Hypnos ist die griechische Gottheit des Schlafes) bezeichnet. Typischerweise kommt es erst nach dem 50. Lebensjahr zum Auftreten dieser Kopfschmerzerkrankung. Die Patienten erwachen mindestens jede 2. Nacht aus dem Schlaf heraus mit Kopfschmerzen, die ein- oder beidseitig sein können und nach dem Erwachen mindestens über 15 Minuten (zum Teil aber auch deutlich länger) anhalten können. Bei dieser Kopfschmerzerkrankung sollte, um andere Erkrankungen nicht zu übersehen, eine MRT-Untersuchung des Schädels erfolgen. Charakteristisch für diesen Kopfschmerz ist, dass sich bei vielen Patienten der Kopfschmerz durch Trinken einer Tasse Kaffee bessert. In der Dauerbehandlung des Kopfschmerzes kann regelmäßiger Kaffeekonsum vor dem Zubettgehen oder auch Lithium eingesetzt werden (siehe auch Lithium beim Clusterkopfschmerz, S. 104). Die Behandlung von Patienten mit einem Hypnic Headache sollte bei einem Kopfschmerzspezialisten erfolgen.

Gefäßerkrankungen des Kopfes

Ein akuter Schlaganfall kann mit Kopfschmerzen einhergehen. Auch Gefäßmissbildungen können gelegentlich zu Kopfschmerzen führen. Häufig ist es schwierig, einen auffälligen Befund in einer bildgebenden Untersuchung (Kernspintomographie oder Computertomographie) sicher einem Kopfschmerz zuzuordnen. Man findet häufig „Zufallsbefunde", die ursächlich nichts mit dem Kopfschmerz zu tun haben. Auch als Folge eines Schlaganfalls kann es zu anhaltenden Kopf- und Gesichtsschmerzen kommen. Insbesondere bei Schlaganfällen, die das Kerngebiet des Nervus trigeminus umfassen, kann ein Gesichtsschmerz entstehen. Die Behandlung dieser Kopf- und Gesichtsschmerzerkrankungen sollte bei einem Kopfschmerzspezialisten erfolgen.

Arteriitis temporalis

Typischerweise im höheren Lebensalter kann es zu einer Entzündung der Blutgefäße des Kopfes kommen, die zu den rheumatologischen Erkrankungen zählt. Typisch für die Arteriitis temporalis ist ein heftiger Kopfschmerz, der häufig mit einer Überempfindlichkeit (z. B. für Berührungen) der Schläfen einhergeht. Die Schläfenarterie (Arteria temporalis) kann deutlich verdickt und auf Berührung und Druck empfindlich sein, außerdem kommt es oft zu Schmerzen beim Kauen und einem allgemeinen Krankheitsgefühl und Abgeschlagenheit. Die Verdachtsdiagnose wird durch erhöhte Entzündungswerte (Blutkörperchensenkungsgeschwindigkeit beschleunigt oder CRP erhöht) im Blut gestellt. Der Diagnosebeweis erfolgt durch eine Ultraschalluntersuchung und ggf. eine Probeentnahme (Temporalisbiopsie) und mikroskopische Untersuchung eines kleinen Gefäßstückes. Die Behandlung erfolgt durch die längerfristige (meist mindestens für ein Jahr) Einnahme von Kortison in möglichst niedriger Dosis. Die Erkrankung ist durch die Gefahr der Erblindung, wenn Gefäße, die das Auge versorgen, beteiligt sind, gefährlich und muss rasch behandelt werden.

Kopfschmerzen bei Veränderungen des Liquordruckes

Veränderungen des Druckes, mit dem der Liquor (Nervenwasser) das Gehirn umgibt, können Kopfschmerzen verursachen. Normalerweise besteht ein ständiges Gleichgewicht zwischen der permanenten Produktion von Nervenwasser in den Innenräumen (Ventrikeln) des Gehirns und der Rückresorption im Bereich der Hirnhäute von Rückenmark und Gehirn. Da es sich um einen definierten geschlossenen Raum handelt, den sich Gehirn, Rückenmark, Blutgefäße und Liquor teilen, reagiert das System auf Veränderungen recht empfindlich.

Nach Liquorpunktionen, ohne erkennbaren Anlass (spontan) oder auch nach kleinen Verletzungen kann es zum Verlust von Nervenwasser meist durch eine kleine Öffnung der Hirnhaut in Höhe der Wirbelsäule kommen, der Druck sinkt ab, es entstehen Kopfschmerzen, Schwindel und Übelkeit. Diese Kopfschmerzen nehmen meist im Liegen ab. Die Diagnose wird durch eine sorgfältige Anamnese und ergänzende MRT-Untersuchungen des Gehirns und der Wirbelsäule bestätigt. Meist verschließen sich solche kleine Leckagen spontan von selbst, vorübergehend können die Symptome durch eine medikamentöse Behandlung gelindert werden (z. B. mit Coffein). Bleiben die Schmerzen bestehen, wird dem Betroffenen etwas Blut entnommen und in die Nähe der Öffnung der Hirnhaut gespritzt, diese verklebt dann meist wieder und die Beschwerden gehen rasch zurück. Selten ist ein operativer Eingriff zum Verschluss notwendig.

Ein Überdruck im Liquorsystem durch einen gestörten Abfluss oder eine reduzierte Wiederaufnahme des Liquors kann auch zu Beschwerden führen. Frauen sind von diesem Krankheitsbild häufiger betroffen als Männer. Die meisten Betroffenen leiden unter Übergewicht. Dauerkopfschmerzen und Sehstörungen mit einem Rückgang der Sehschärfe und einer Einschränkung des Gesichtfeldes sind typisch. Wenn der Augenarzt oder Neurologe den Augenhintergrund mit einem Augenspiegel untersucht, sieht er eine Vorwölbung des Sehnervenkopfes im Auge als Folge des erhöhten Druckes. Diesen Befund kann man auch bei einer Erhöhung des Nervenwasserdruckes durch einen Hirntumor finden. Da bei dieser Erkrankung ein Hirntumor durch eine MRT-Untersuchung zunächst ausgeschlossen wird, spricht man deshalb von einem „Pseudotumor cerebri". Die Diagnosebestätigung erfolgt durch eine Nervenwasserpunktion mit Messung des Liquordruckes im Liegen. Wird eine größere Menge Nervenwasser bei der Punktion entnommen, gehen die Beschwerden meist sehr rasch zurück. Die Produktion des Nervenwassers kann durch Medikamente reduziert werden, eingesetzt werden dazu vor allem Carboanhydrasehemmer (Azetazolamid, Diamox®), ein Ausweichpräparat ist Topiramat. Auch die Patienten müssen ihren Teil zum Therapieerfolg beitragen. Für die Prognose und den weiteren Erkrankungsverlauf ist eine Gewichtsabnahme von großer Bedeutung. Operative Eingriffe (Liquorableitung über einen Shunt) sollten erst dann eingesetzt werden, wenn die medikamentöse Therapie ausgeschöpft ist, die Behandlung bei einem Spezialisten oder einer Klinik mit großer Erfahrung mit diesem Krankheitsbild sollte zuvor unbedingt versucht werden.

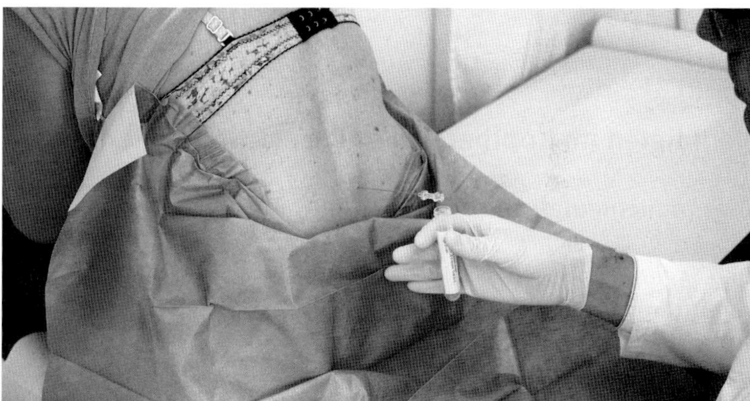

Abbildung 26 Lumbalpunktion mit Entnahme des Liquors

Kopfschmerz bei anderen Erkrankungen des Gehirns

Entzündliche Erkrankungen des Gehirns wie die Multiple Sklerose können gehäuft mit Kopfschmerzen einhergehen. Typisch für die Multiple Sklerose ist das gehäufte Auftreten einer Trigeminusneuralgie, die medikamentös wie eine Trigeminusneuralgie sonst auch behandelt wird.
Operative Eingriffe am Gehirn, z. B. zur Entfernung eines Tumors, können auf der Seite der Operation Kopfschmerzen nach sich ziehen. Insbesondere Schädeleröffnungen des hinteren unteren Schädelteils (hintere Schädelgruppe), wie sie z. B. zur Entfernung eines Tumors des Hör- und Gleichgewichtsnervs (Akustikusneurinom) notwendig werden, können anhaltende Kopfschmerzen verursachen. Möglicherweise spielen hier operative Verletzungen des Hinterhauptnervs bei der Schädelöffnung eine Rolle. Die Mechanismen der Kopfschmerzentstehung bei diesen Patienten sind jedoch noch nicht gut verstanden. Eine gutartige, hormonbildende Vergrößerung der Hirnanhangsdrüse (Hypophysenadenom) kann mit Kopfschmerzen einhergehen.

Neuralgien im Kopfbereich und Gesichtsschmerzen

Trigeminusneuralgie

Der Trigeminusnerv hat seinen Namen dadurch erhalten, dass er sich in drei Äste aufzweigt, wobei jeder Ast die Gefühlswahrnehmung der Haut (Sensibilität) in einem umschriebenen Bereich des Gesichtes versorgt (1. Ast: Stirnbereich, 2. Ast: Oberkiefer unterhalb des Auges, 3. Ast: Unterkiefer und Kinn). Der 2. Ast versorgt außerdem die Zähne des Oberkiefers, der 3. Ast die Zähne des Unterkiefers, d. h., Zahnschmerzen werden über den N. trigeminus geleitet und eine Wurzelbehandlung ist letztlich eine Operation auch an einem Endast des Nervs. Motorisch (d. h. Muskeln) versorgt der N. trigeminus die großen Kaumuskeln der

Wange. Jeder Mensch besitzt einen linken und einen rechten Trigeminusnerv.

Die Trigeminusneuralgie ist eine Erkrankung des höheren Alters, von der Frauen häufiger betroffen sind. Jedoch kann die Erkrankung in jedem Alter auftreten, auch Kinder können – wenn auch sehr selten – betroffen sein. Die Schmerzen können in Episoden von mehreren Wochen bis Monaten auftreten und beginnen vermehrt in der kalten Jahreszeit. Eine monatelange Phase der Schmerzfreiheit kann sich anschließen, die oftmals von weiteren Schmerzepisoden gefolgt wird. Bei einer Neuralgie (einschießender Nervenschmerz) kommt es zu Sekunden andauernden, oberflächlichen, einschießenden, stark schmerzhaften Attacken im Bereich eines (oder zweier benachbarter) Trigeminusäste, die oftmals als „Stromschläge" beschrieben werden und hundertfach pro Tag auftreten können. Solche kurzen Schmerzattacken treten häufig in einer Abfolge von mehreren Sekunden auf, dann kommt es wieder zur Beschwerdefreiheit bis zur nächsten Attacke. Die Schmerzen werden als oberflächlich auf der Haut wahrgenommen, das Schmerzareal ist klar umgrenzt. Häufig sind der 2. und/oder 3. Ast auf einer Gesichtsseite betroffen. Die Schmerzattacken selbst lassen sich meist auslösen, z. B. durch Berührung des Hautgebietes im Bereich des betroffenen Astes, durch Sprechen, Zähneputzen, Kauen oder auch Kältereiz. Dies wird als getriggerter Schmerzreiz bezeichnet, zusätzlich treten spontan (von selbst) Attacken auf.

Man unterscheidet die klassische (idiopathische) Trigeminusneuralgie, bei der sich keine direkte Ursache für die Nervenschmerzen finden lässt, von einer symptomatischen Trigeminusneuralgie, die seltener auftritt und bei der eine Auffälligkeit (z. B. Druck durch einen Tumor, Entzündung) im Verlauf des Nervs die Beschwerden erklären kann.

Häufig findet sich bei der klassischen Trigeminusneuralgie ein Gefäß-Nerven-Kontakt im Bereich des Nervenaustritts aus dem Gehirn (Hirnstamm). Hier drückt ein pulsierendes Blutgefäß auf den Nerven und reizt ihn dadurch. Dies kann als Ursache der Trigeminusneuralgie angesehen werden.

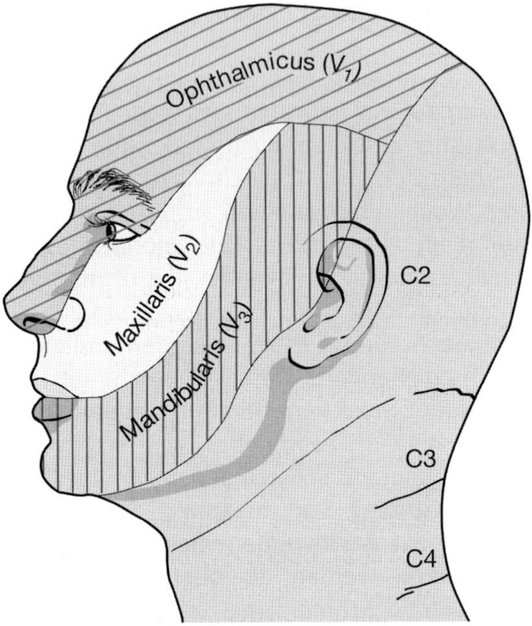

Abbildung 27 Die Versorgungsgebiete der drei großen Äste des Nervus trigeminus (N. ophthalmicus, N. maxillaris und N. mandibularis). Eine Trigeminusneuralgie tritt meist in einem Ast oder zwei benachbarten Ästen einer Kopfhälfte auf. (Abbildung aus: Harrisons Neurologie, ABW Wissenschaftsverlag, 2012)

Bei der symptomatischen Trigeminusneuralgie ist die Neuralgie Folge einer Verletzung, einer Entzündung oder eines Tumors, der auf den Nerven drückt, gelegentlich entsteht der Schmerz nach operativen Eingriffen im Gesicht oder auch an den Zähnen. Auch eine Behandlung an einem Zahnnerven stellt einen potenziellen Reiz für den Trigeminusnerv dar. Ähnliches gilt für HNO-ärztliche Eingriffe. Solche Eingriffe sollten nicht grundlos erfolgen und können die Beschwerden verschlimmern. Immer wieder stellen sich in den Sprechstunden Betroffene vor, denen unnötigerweise Zähne gezogen wurden, weil das Krankheitsbild nicht erkannt wurde.

Dadurch, dass Essen Attacken auslösen oder verstärken kann, haben viele Betroffene Angst vor der nächsten Mahlzeit und verlie-

ren im Verlauf an Gewicht. Die Nahrung sollte zunächst weich sein, bis die Schmerzen sich durch die Medikation reduzieren.
Bei beiden Formen der Trigeminusneuralgie sind die Antikonvulsiva (Medikamente zur Behandlung der Epilepsie, auch Antiepileptika genannt) Carbamazepin und Oxcarbazepin Substanzen der ersten Wahl bei der Behandlung. Bei der Eindosierung sollten in regelmäßigen Abständen das Blutbild, die Blutsalze sowie die Leberwerte überprüft werden. Es kann zu Verminderungen des Natriums im Blut kommen (Hyponatriämie), was sich bei Betroffenen durch Benommenheit, Müdigkeit, Übelkeit oder Kopfschmerzen äußert. Seltener wird eine Gangunsicherheit beklagt, Schwindel tritt häufig zu Anfang der Behandlung als Nebenwirkung auf, bis der Körper sich an die Medikamente gewöhnt hat. Falls es unter Carbamazepin oder Oxcarbazepin zu keiner zufriedenstellenden Minderung der Gesichtsschmerzen kommen sollte oder die Medikamente nicht vertragen werden, können weitere Antiepileptika wie Phenytoin, Lamotrigin, Topiramat, Gabapentin oder Pregabalin zusätzlich eingesetzt werden. Die Auswahl und sinnvolle Kombination dieser Medikamente erfordert Erfahrung mit dem Krankheitsbild.
Sollten die medikamentösen Maßnahmen nicht ausreichen, kann eine chirurgische Therapie in Erwägung gezogen werden. Hierbei kann operativ der bestehende Gefäß-Nerven-Kontakt beseitigt werden (Operation nach Jannetta). Dazu wird der Schädel eröffnet und unter dem Mikroskop ein kleines Polster aus Teflonmaterial zwischen Nerven und Gefäß eingelegt. Gelingt die Operation, sind ca. 90 % der Betroffenen geheilt, es handelt sich jedoch um einen größeren Eingriff, der viel Erfahrung des Operateurs erfordert.
Die Schmerzfasern des Trigeminusnervs können auch mittels Bestrahlung (Gammaknife), durch Hitze (Thermokoagulation), Druck (Ballonkompression) oder durch Chemikalien betäubt bzw. durchtrennt werden. Bei der Bestrahlung dauert es häufig sechs Monate, bis die Wirkung einsetzt, diese Behandlung wird in einigen Zentren angeboten, die Kostenübernahme muss zuvor mit der Krankenkasse vereinbart werden. Die Thermokoagulation und die Ballonkompression werden im Bereich des Nervenknotens (Ganglion trigeminale) durchgeführt. Alle diese Verfahren haben Erfolgsraten zwischen 50

und 80 %, bei einem Teil der Betroffenen kommen die Beschwerden jedoch nach wenigen Jahren wieder zurück. Risiken sind das Entstehen eines tauben Areals im Gesicht, wenn nicht nur die Schmerzfasern, sondern auch Fasern der Oberflächenwahrnehmung durch eine Operation zerstört werden. Selten kommt es im tauben Areal dann zu stärksten Nervenschmerzen, die schwierig zu behandeln sind (Anaesthesia dolorosa). Operative Verfahren sollten erst zum Einsatz kommen, wenn die medikamentöse Therapie keinen anhaltenden Erfolg mehr bringt. Bei der Auswahl des richtigen Therapieverfahrens sollte ein Neurologe beteiligt sein, der auf diesem Gebiet Erfahrung hat.

Okzipitalisneuralgie

Ähnlich wie bei der Trigeminusneuralgie kann es auch zu kurzen, elektrisierenden, starken Schmerzattacken im Bereich des Hinterhaupts kommen. In diesem Bereich liegt das Versorgungsgebiet des großen und kleinen Hinterhauptnervs. Die Attacken sind einseitig und können sich teils durch Berührung der Haut im Hinterkopfbereich auslösen lassen. Auch hier sollten lokale Veränderungen (z. B. kleine Tumoren, die auf den Nerv drücken) ausgeschlossen werden. Die medikamentöse Therapie entspricht der Behandlung der Trigeminusneuralgie (siehe S. 114). Insgesamt tritt dieser Nervenschmerz seltener auf.

Anhaltender idiopathischer Gesichtsschmerz (atypischer Gesichtsschmerz)

Hierbei handelt es um einen andauernden Schmerz, der sich im Unterschied zur Neuralgie nicht in kurzen Schmerzattacken äußert. Es handelt sich also nicht um den typischen Gesichtsschmerz einer Trigeminusneuralgie, sondern um einen atypischen Gesichtsschmerz. Der Gesichtsschmerz ist täglich und meistens den ganzen Tag bzw. den größten Teil des Tages vorhanden. Betroffene können den Schmerz anfangs auf ein bestimmtes Gebiet einer Gesichtshälfte begrenzen. Der Schmerz selbst wird als tief sitzend, diffus, schwer lokalisierbar, drückend oder bohrend beschrieben. Der Schmerzcharakter und die Beschreibung können sich im Verlauf wie die genaue Ausdehnung des Schmerzareals verändern. Die Schmerzstärke wird meist als leicht bis mittelstark angegeben. Taube Areale im Bereich des Schmerzes werden meist nicht beobachtet. Typischerweise finden sich in Röntgenuntersuchungen oder anderen bildgebenden Verfahren keine Auffälligkeiten, die die Schmerzen erklären könnten.

Der anhaltende idiopathische Gesichtsschmerz ist eine Erkrankung des mittleren Lebensalters; Frauen sind häufiger betroffen. Meist ist die Beeinträchtigung durch die Kopfschmerzen sehr hoch. Viele Betroffene sind verzweifelt, klagen über Symptome der Angst und der Depression sowie Schlafstörungen. Eine Odyssee von unterschiedlichen Behandlungen und das Aufsuchen vieler Ärzte und Zahnärzte sind geradezu typisch für die Erkrankung. Bei einem Großteil finden sich vorausgehende HNO-ärztliche oder zahnärztliche Eingriffe im zeitlichen Zusammenhang mit dem Auftreten der Schmerzen.

Bei der Therapie kommen multimodale Schmerzbehandlungen zum Einsatz. Eine stationäre Schmerztherapie oder Rehabilitationsbehandlung kann notwendig werden, um in kleinen Schritten bei diesem Krankheitsbild eine allmähliche Veränderung zu erzielen. Neben dem Ausbau nichtmedikamentöser Maßnahmen wie Ausdauer- und Entspannungstraining, Verhaltens- oder Psychotherapie werden zur medikamentösen Behandlung v. a. trizyklische Antidepressiva wie Amitriptylin, Nortriptylin oder Doxepin eingesetzt (siehe S. 72). Seltener finden auch Antidepressiva wie Venlafaxin oder Duloxetin, aber auch Antiepileptika wie Gabapentin, Lamotrigin oder Pregabalin Eingang in die Therapie. Zusätzlich können physiotherapeutische Verfahren eingesetzt werden.

Insgesamt kommt es bei einem Teil der Betroffenen trotz optimaler Therapie zu keiner vollständigen Schmerzfreiheit, eine Beschwerdelinderung ist jedoch bei den meisten Betroffenen erreichbar. Wichtig ist es, betroffene Personen darauf hinzuweisen, dass weitere operative Maßnahmen die Schmerzen möglicherweise noch verstärken können.

Kopfschmerzen und Migräne bei Kindern

Welche Kopfschmerzen treten bei Kindern auf?

Kopfschmerzen sind im Kindesalter nicht selten, insbesondere wenn eine familiäre Belastung mit Kopfschmerzen besteht. Auch bei Kindern lassen sich primäre Kopfschmerzen (der Kopfschmerz ist die eigentliche Erkrankung) von sekundären Kopfschmerzen (Kopfschmerzen als Folge einer anderen Erkrankung) unterscheiden. Am häufigsten sind auch im Kindesalter primäre Kopfschmerzen. Hierunter fallen die Migräne und der Kopfschmerz vom Spannungstyp, alle anderen primären Kopfschmerzen im Kindesalter sind sehr selten. In den letzten Jahren hat die Häufigkeit von Kopfschmerzen bei Kindern und Jugendlichen zugenommen.

Wie verläuft die Migräne bei Kindern?

Migräne ist im Kindesalter auf Jungen und Mädchen etwa gleich häufig verteilt. Ab der Pubertät überwiegen die Mädchen deutlich in der Häufigkeit. Insbesondere bei jüngeren Kindern kann es gelegentlich schwerfallen, die Kopfschmerzen der Migräne von anderen Kopfschmerzarten zu unterscheiden. Hier sind geduldiges Zuhören und ggf. das Malen eines Bildes, auf dem das Kind darstellt, wie es seine Kopfschmerzen erlebt, sinnvoll. Der Migränekopfschmerz ist häufig pulsierend, kann aber auch dumpf-drückend sein. Im Erwachsenenalter wird er ganz überwiegend als einseitig angegeben, bei Kindern häufig auch als beidseitig auftretend beschrieben. Migräneattacken dauern bei Kindern häufig sehr viel kürzer an als bei Erwachsenen, sodass auch eine Kopfschmerzattacke, die nur ein bis

zwei Stunden dauert, bereits als Migräneattacke bewertet werden kann. Auffällig sind bei Kindern im Migräneanfall häufig eine sehr blasse Gesichtsfarbe, gelegentlich dunkle Ringe unter den Augen und ein ausgeprägtes Rückzugsbedürfnis. Die Schmerzintensität der Migräne wird in aller Regel als mittelschwer bis schwer angegeben. Die Kinder suchen Ruhe und haben das Bedürfnis, einige Stunden zu schlafen, danach fühlen sie sich häufig wieder wohl. Übelkeit, auch Erbrechen, Licht- und Geräuschempfindlichkeit können auftreten, sind aber oft weniger ausgeprägt als im Erwachsenenalter. Einem Teil der Kopfschmerzattacken kann eine Aura vorausgehen. Bei der Aura handelt es sich um neurologische Symptome, die meist das Sehen betreffen, beschrieben wird ein Flimmern vor Augen oder eine dunkle Einengung des Gesichtsfeldes. Diese Symptome treten in aller Regel vor den Kopfschmerzen auf oder gehen in die Kopfschmerzen über und dauern oft nur eine Viertelstunde an, gelegentlich auch länger.
Zusätzlich unterschieden werden noch spezielle kindliche Migränevorläufersyndrome, die mit zum Teil eigentümlichen Wahrnehmungen wie Verzerrungen beim Sehen der Umwelt (alles sieht zu groß oder klein aus) einhergehen (Alice-im-Wunderland-Syndrom), sowie das wiederholte Auftreten von Bauchschmerzen (abdominelle Migräne) oder heftiges wiederholtes Erbrechen (zyklisches Erbrechen), für die sich keine andere Ursache findet. Bei diesen seltenen Migräneformen ist eine sorgfältige Untersuchung durch den Kinderarzt, Neurologen oder Kinderneurologen zum Ausschluss anderer Erkrankungen unbedingt erforderlich. Auch bei Kindern kann es durchaus zu Kopfschmerzattacken kommen, die länger als einen Tag andauern.

Wie äußert sich der Kopfschmerz vom Spannungstyp bei Kindern?

Der Kopfschmerz vom Spannungstyp ist meist von leichterer Intensität als der Migränekopfschmerz und wird meist als drückend beschrieben. Begleitsymptome wie Übelkeit, Licht- und Lärmempfindlichkeit treten typischerweise nicht auf. In der Häufigkeit dieser Kopfschmerzen werden wie bei den Erwachsenen episodische und chronische Formen unterschieden. Manchmal ist die Unterscheidung zwischen einer Migräne und einem Kopfschmerz vom Spannungstyp im Kindesalter schwierig.

Gibt es auch Clusterkopfschmerz bei Kindern?

Der Clusterkopfschmerz ist bei Kindern selten. Das Erkrankungsbild entspricht den Schmerzen eines Erwachsenen. Die Behandlung erfolgt auch wie bei Erwachsenen. Die Dosierung der Medikamente wird an Körpergewicht und Alter angepasst. Die Belastung der Kinder, die an einer seltenen Kopfschmerzerkrankung leiden, ist häufig noch größer als bei Erwachsenen, da die Zahl der Experten, die sich auf diesem Gebiet gut auskennen, klein ist.

Gibt es auch eine kraniomandibuläre Dysfunktion (Myoarthropathie des Kausystems) bei Kindern?

Nächtliches Zähneknirschen tritt im Kindes- und Jugendalter häufiger als im Erwachsenenalter auf. Zähneknirschen allein wird, solange keine weiteren Beschwerden auftreten, im Kindesalter nicht als Krankheit gewertet. Es kann ebenfalls zu ein- bis beidseitigen Kopf-, Gesichts- bzw. Nackenschmerzen führen, kann aber auch ohne Schmerzen auftreten.

Wie werden Kopfschmerzen bei Kindern diagnostiziert?

Zur Diagnose kindlicher Kopfschmerzen führt der behandelnde Arzt ein ausführliches Gespräch mit Ihnen und Ihrem Kind. Die Verdachtsdiagnose lässt sich aus der Beschreibung der Kopfschmerzen und dem Verhalten während der Kopfschmerzattacken stellen. In der Attackenlänge und dem Auftreten von Begleitsymptomen bei der Migräne können deutliche Unterschiede zum Erwachsenenalter bestehen. Es ist hilfreich, wenn Kinder sich mit Kopfschmerzen oder ihren Kopfschmerz malen oder zeichnen, da diese Angaben häufig klarer und besser zu verstehen sind als die Angaben im Anamnesegespräch.

Zur Therapieplanung ist die Aufzeichnung der Kopfschmerzhäufigkeit sehr hilfreich, hierzu sollten Sie gemeinsam ein kindgerechtes Kopfschmerztagebuch führen. Das Tagebuch muss dem Alter des Kindes und seinem Verständnis angepasst werden. Mit der bei Erwachsenen üblichen Schmerzskala von 1–10 haben Kinder häufig Schwierigkeiten; besser geeignet ist eine Skalierung z. B. mit Smileys. Auch Fragebögen, die die Beeinträchtigung oder psychische Belastungen erfassen, müssen dem Alter angepasst sein. Im Kindesalter spielen Stress im Umfeld, Streit in der Familie oder mit Freunden eine große Rolle bei der Zunahme der Kopfschmerzhäufigkeit. Oftmals sind mehrere Termine notwendig, bis Kinder Vertrauen aufgebaut haben und solche Belastungen berichten können.

Verständlicherweise sind Eltern sehr beunruhigt, wenn eine seltene, schwer zu behandelnde Kopfschmerzerkrankung bei einem ihrer Kinder besteht. Gerade auch im Kindesalter ist bei seltenen Kopfschmerzen immer Zusatzdiagnostik (z. B. MRT) sinnvoll.

Wie werden akute Kopfschmerzen bei Kindern behandelt?

Die Attackentherapie akuter Kopfschmerzen kann mit Paracetamol (10–15 mg pro kg Körpergewicht) oder Ibuprofen (10 mg pro kg Körpergewicht) erfolgen. Die Dosierung wird dem Körpergewicht angepasst. Ibuprofen wirkt meist deutlich besser und ist zu bevorzugen. Unter Umständen werden zusätzlich Medikamente gegen Übelkeit verabreicht. Metoclopramid sollte im Kindesalter hierzu nicht eingesetzt werden, da es zu akuten Bewegungsstörungen (Dystonie, Schiefhals) führen kann. Sollten die Schmerzmittel nicht ausreichen, kann in notwendigen Fällen auch ein spezielles Migränemittel (Triptan) verordnet werden, diese sind jedoch nur eingeschränkt für Kinder und Jugendliche zugelassen. Eine Zulassung hat Sumatriptan Nasenspray ab dem 12. Lebensalter. Mit nahezu allen Triptanen wurde aber auch eine Reihe klinischer Studien im Kindesalter durchgeführt, der Einsatz ist nach entsprechender Information von Kind und Eltern möglich. Wenn Kinder außer Rückzug und Schlaf keiner Therapie bedürfen oder die Attacken sehr kurz sind, ist häufig keine medikamentöse Akutbehandlung notwendig. Gelegenheit zum Rückzug und zum Ausruhen sollte gegeben werden.

Welche vorbeugende Behandlung ist bei kindlichen Kopfschmerzen möglich?

Bei sehr häufigen Kopfschmerzen muss auch über eine vorbeugende Behandlung nachgedacht werden. An erster Stelle stehen im Kindesalter verhaltensmedizinische Empfehlungen, wie das Einhalten regelmäßiger Pausen, regelmäßiger Mahlzeiten, ausreichendes Trinken, körperliche Freizeitaktivitäten und das Erlernen eines kindgerechten Entspannungsverfahrens. Informationen zu Kursangeboten in der Nähe Ihres Wohnortes können Sie meist bei Ihrem Kinderarzt erfragen. Phantasiereisen sind eine Form von Entspannungstraining, die sie mit einer CD aus der Buchhandlung auch ohne spezielle Therapieanweisung einsetzen können. Häufig ist eine kritische Betrachtung des Tagesablaufes der erste richtige Schritt. Schulunterricht am Nachmittag und die Verfolgung weiterer, zum Teil ehrgeiziger Ziele nach der Schule mit Besuch von Sportvereinen, Musikunterricht u. a. kann dazu führen, dass dem Kind keine freie Zeit mehr bleibt. Eltern und Kinder setzen sich gegenseitig unter Druck, alle Termine zu schaffen und allen Ansprüchen gerecht zu werden. Manchmal muss das Gesamtprogramm einfach reduziert werden. Dazu kann es sehr hilfreich sein, über eine Woche den Tagesablauf zu protokollieren und dann zu entscheiden, was „zu viel" ist. Keinesfalls sollte zugunsten der Schule auf alles verzichtet werden, was dem Kind Freude bereitet. Pausen müssen in den Tagesablauf bewusst eingebaut werden: Nach der Schule sollten *nicht* direkt die Hausaufgaben folgen, das Gehirn braucht eine Auszeit. Es ist dann besser, zunächst eine Pause zu machen, Musik zu hören, zu schlafen oder Fußball zu spielen und dann die Hausaufgaben anzugehen. Übermäßiger Konsum elektronischer Medien raubt die Zeit für andere Aktivitäten, ein direkter Zusammenhang zwischen PC-Spielen und Kopfschmerz ist bislang nicht bewiesen. Auch intensive Arbeit oder Spiele am PC stellen jedoch für das Gehirn eine Anstrengung dar, die dem konzentrierten Arbeiten in der Schule vergleichbar ist.

In einigen Fällen ist bei Kindern mit Kopfschmerz auch eine psychologische oder kinder- und jugendpsychiatrische Untersuchung sinnvoll, um schwerwiegende psychische Störungen, die zu Kopfschmerzhäufungen führen können, einordnen zu können. Häufig führt eine Zunahme von Belastungssituationen und Stress in Schule oder Familie zur Zunahme der Kopfschmerzhäufigkeit. Typische Probleme sind Streit mit Freunden, Mobbing im Schulumfeld oder die Trennung der Eltern. In einigen Fällen sind auch gezielt weitere Untersuchungen zur diagnostischen Einordnung der Kopfschmerzen oder auch ein Krankenhausaufenthalt zur Behandlung erforderlich. Es sollten zur Behandlung Kliniken ausgewählt werden, die ein auf Kopfschmerzen abgestimmtes Therapieprogramm für Kinder und Jugendliche anbieten. Hier kann Ihnen Ihr Arzt oder ein Spezialist für kindliche Kopfschmerzen geeignete Kliniken benennen, in denen Ihr Kind „gut aufgehoben ist". Dort kommen psychologische Verfahren, Entspannungstherapie, Sport und medikamentöse Behandlung zum Einsatz.

Zur medikamentösen Vorbeugung können zunächst Magnesium oder Nahrungsergänzungsmittel eingesetzt werden (siehe S. 76). Sollten diese nicht ausreichen, kommen Betablocker, Amitriptylin und Topiramat zum Einsatz. Nähere Informationen hierüber finden Sie im Kapitel zur Behandlung der Migräne (siehe S. 65).

Im Kindesalter werden niedrigere Dosierungen als bei Erwachsenen eingesetzt. Die meisten dieser Medikamente werden gut vertragen und zeigen im Kindes- und Jugendalter eine sehr gute Wirkung. Auch hier erfolgt die Einnahme nur vorübergehend.

Können Kopfschmerzen psychische Ursachen haben?

Psychische Erkrankungen bei Kopfschmerzpatienten

Psychische Störungen können zusätzlich zur Migräne und/oder zum Kopfschmerz vom Spannungstyp auftreten oder die Folge (meist bei schon lange bestehender oder chronischer Kopfschmerzsymptomatik) sein. Ist dies der Fall, so kann die psychische Störung die Kopfschmerzen in ihrer Häufigkeit und Intensität beeinflussen. Um herauszufinden, ob eine psychische Störung vorliegt und ob und wie diese die Kopfschmerzen beeinflusst, ist ein ausführliches Gespräch (Anamnese) mit den Betroffenen notwendig. Die Diagnose einer psychischen Störung erfolgt durch einen Psychologen, psychologischen Psychotherapeuten oder Psychiater.
Bei Menschen, die unter Migräne oder Kopfschmerzen vom Spannungstyp leiden, treten am häufigsten psychische Störungen in Form von Depressionen oder Angststörungen auf. Depressive Störungen können sich in überwiegend gedrückter Stimmung, Freud- und Interesselosigkeit, Antriebsmangel oder erhöhter Erschöpfbarkeit, Schlaf-, Konzentrations-, Merkfähigkeitsstörungen, Verlust des Selbstvertrauens und Selbstwertgefühls, in unbegründeten Selbstvorwürfen oder Schuldgefühlen, Gedanken an den Tod, innerer Unruhe oder einer Veränderung des Appetits äußern. Bei Angststörungen werden verschiedene Formen unterschieden. So können Ängste vor bestimmten Situationen, wie z. B. vor Orten, an denen Flucht erschwert, unmöglich oder peinlich wäre (z. B. Menschenmengen, öffentliche Verkehrsmittel), bestehen. Andere Angststörungen können dadurch gekennzeichnet sein, dass Betroffene Angst davor haben, allein unterwegs zu sein, oder Angst vor sozialen Situationen haben (z. B. Angst, im Zentrum der Aufmerksamkeit zu stehen, sich peinlich zu verhalten). Es können auch spezifische Ängste z. B. vor bestimm-

ten Objekten (z. B. Tieren, Spritzen) oder Orten (z. B. Fahrstühlen) auftreten. Eine Form der Angststörung ist auch die Panikstörung. Diese äußert sich in körperlichen Symptomen (wie z. B. Herzklopfen, Schwitzen, Zittern, Mundtrockenheit, Atembeschwerden, Beklemmungsgefühl, Missempfindungen) und psychischen Symptomen (wie z. B. Gefühl von Unsicherheit, Schwäche, Benommenheit oder Angst vor Kontrollverlust/verrückt zu werden/zu sterben). Solche Panikattacken können ohne ersichtlichen Grund („wie aus heiterem Himmel") oder im Rahmen einer ängstigenden Situation auftreten. Panikstörungen treten gehäuft bei Migränepatienten auf. Neben Depressionen und Angststörungen können auch andere psychische Störungen auftreten. Auch häufige, als unkontrollierbar und belastbar erlebte Sorgen, die auch mit Schlafstörungen, Ruhelosigkeit oder Konzentrationsstörungen einhergehen können, können auftreten.

Liegt bei Menschen, die unter Migräne oder Kopfschmerzen vom Spannungstyp leiden, auch eine psychische Störung vor, so ist es äußerst wichtig, dass diese zum einen bei der Behandlung der Kopf-

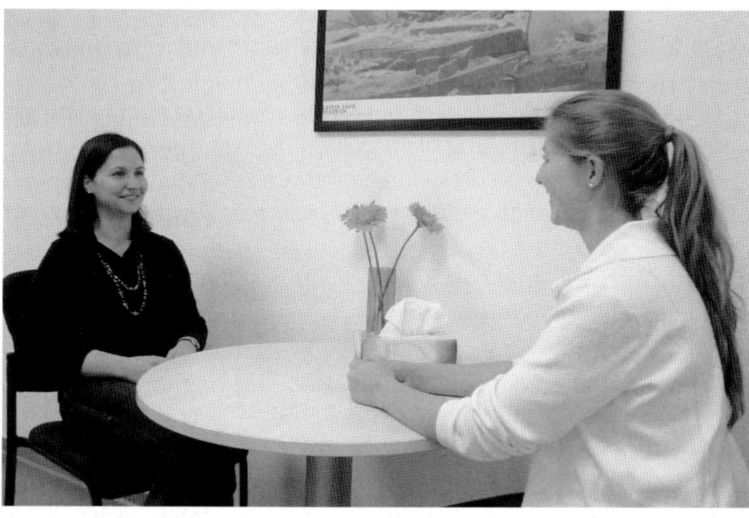

Abbildung 28 Patientin im Gespräch mit einer Psychologin

schmerzen beachtet und zum anderen ebenfalls therapiert wird. Auch wenn keine der beschriebenen psychischen Störungen vorliegt, können einzelne Belastungsfaktoren im Leben der Betroffenen oder deren Umgang damit zu einem ungünstigen Verlauf der Kopfschmerzerkrankung beitragen. Dies kann z. B. bei hohem Pflichtbewusstsein oder Leistungsanspruch der Fall sein, wenn daher nicht ausreichend Zeit für Erholung und Regeneration aufgewendet wird (Durchhalten trotz Schmerzen) oder Anspannung nicht ausreichend abgebaut werden kann. Verhaltenspsychologen bieten in Kliniken und Tageskliniken, manchmal auch ambulant, gezielt Gruppen zur Schmerz- und Stressbewältigung an. Diese sind als Ergänzung zur Einzeltherapie sinnvoll, wenn keine schwerwiegenden psychischen Belastungen vorliegen, und auch als alleinige psychologische Therapieform ausreichend.

Wann ist eine psychotherapeutische Behandlung von Kopfschmerzpatienten sinnvoll?

Eine ambulante Psychotherapie ist sinnvoll, wenn:

- Selbsthilfemaßnahmen, wie Ausdauersport und Entspannungsverfahren, nicht den erwünschten Erfolg bringen
- keine ausreichende Fähigkeit der Stressbewältigung vorhanden ist
- die Schmerzbewältigung nicht gelingt
- seelische oder soziale Belastungsfaktoren erkennbar sind
- das Schmerzausmaß gar nicht oder nicht rein körperlich erklärbar ist
- die Schmerzen länger als 3–6 Monate bestehen
- eine psychische Störung vorliegt

Eine erste Anlaufstelle für Betroffene stellt der Hausarzt dar. Dieser kann eine Überweisung für einen psychologischen Psychotherapeuten ausstellen. Adressen ambulanter psychologischer Psychotherapeuten in Wohnortnähe sowie weitere Informationen zum Thema Psychotherapie können Betroffene über die Psychotherapeutenkammer (http://www.psychotherapeutenkammer.de/) erhalten.

Myoarthropathie des Kausystems

Was ist eine Myoarthropathie des Kausystems (kraniomandibuläre Dysfunktion)?

Nächtliches Pressen und Knirschen mit den Zähnen (Bruxismus) ist insbesondere im Kindesalter häufig, findet sich jedoch auch bei vielen Erwachsenen. Zähneknirschen und Pressen sind nicht zwangsläufig krankhaft und schmerzhaft. Pressen und Knirschen können Ausdruck eines erhöhten Stress- und Anspannungsniveaus sein und sind häufig ein Versuch, über körperliche Funktionen psychischen Stress und Anspannung abzubauen („nachts den Tag durchzukauen").

Die Kaumuskulatur des Menschen ist sehr kräftig und vermag hohe Kräfte aufzubringen. In aller Regel ist dies jedoch nur kurzzeitig (beim Durchbeißen harter Speisen) notwendig. Zahnkontakt (Berührung von Ober- und Unterkieferzähnen) besteht ansonsten in Ruhe kaum. Beim Sprechen treffen die Zähne meist nicht aufeinander. Ein kurzer Zahnkontakt beim Schlucken ist physiologisch. Bei Menschen, die pressen und knirschen, besteht häufiger und intensiver Zahnkontakt, weshalb sich die Veränderungen an den Zähnen nach und nach ausbilden. Häufig findet sich zusätzlich eine Vernarbung (als Folge von Bissen) in der Wangenschleimhaut, an der Zunge finden sich seitlich Abdrücke der Zahnreihe. Die Kaumuskulatur, insbesondere die Wangen- und Schläfenmuskulatur ist oftmals druckempfindlich, wenn sie untersucht wird. Sie können Ihre Kaumuskulatur gut tasten, wenn Sie die Zähne aufeinanderbeißen.

Durch übermäßiges Knirschen und Pressen kann es zur Beschädigung der Zahnsubstanz (kleine Risse im Zahnschmelz, Veränderung der Oberflächen durch Überbeanspruchung) kommen, welche kosmetisch auffällig oder bei starker Ausprägung auch zahnärztlich behandelt werden müssen.

In einigen wissenschaftlichen Untersuchungen fand sich ein erhöhter Anteil von „Knirschern" unter den Kopfschmerzpatienten. Es ist daher sinnvoll, diese Störung in der Betreuung von Kopfschmerzpatienten zu beachten und ggf. mitzubehandeln. Pressen und Knirschen werden mit einer Zunahme der Kopfschmerzfrequenz in Verbindung gebracht. Das Krankheitsbild findet insgesamt noch nicht sehr lange verstärkte wissenschaftliche Aufmerksamkeit; bei Neurologen ist es häufig unbekannt.
Neben einer Zunahme der Kopfschmerzattacken bei einer Migräne oder einem Kopfschmerz vom Spannungstyp kann auch ein eigenständiger Kopf-/Gesichtsschmerz durch Pressen und Knirschen ausgelöst werden. Häufig ist dieser Kopfschmerz am Morgen besonders ausgeprägt, da das Knirschen vermehrt in der Nacht geschieht. Der Schmerz tritt schläfenbetont auf, manchmal ist er einseitig stärker ausgeprägt. Das Knacken des Kiefergelenkes beim Mundöffnen allein ist kein Krankheitssymptom. Patienten, die unter dieser Überlastung der Kau- und Gelenkfunktion leiden, klagen darüber hinaus auch gehäuft über Ohrgeräusche (Tinnitus) und über eine Zunahme der Schmerzen beim Kauen.

Wie wird eine Myoarthropathie des Kausystems (kraniomandibuläre Dysfunktion) behandelt?

Empfohlen wird zuerst eine Behandlung auf der Ebene des Verhaltens. Sinnvoll sind das Erlernen und Anwenden der progressiven Muskelrelaxation nach Jacobson sowie das Erlernen eines gezielten Umgangs mit Stress im privaten und beruflichen Umfeld. Sollten hier besondere Belastungsfaktoren vorliegen, ist die Inanspruchnahme einer psychologischen Beratung, ggf. auch eine psychotherapeutische Behandlung, sinnvoll. Darüber hinaus besteht die Möglichkeit, zusätzlich auch eine medikamentöse Therapie einzusetzen. Am ehesten scheinen Trizyklika, eine Gruppe von Antidepressiva, wirksam zu sein. Die Antidepressiva können in niedriger Dosierung als Nebeneffekt auch müde machen und etwas entspannen. Ein Beispiel aus dieser Gruppe ist Amitriptylin. Hilfreich kann im Einzelfall das Anpassen einer Aufbissschiene (sogenannte „Knirscherschiene“) sein. Hier gibt es ganz unterschiedliche Typen. Häufig genügt eine einfache, kostengünstige Aufbissschiene, die nachts getragen wird (z. B. eine Michigan-Schiene). Hierüber können Sie sich bei Ihrem Zahnarzt beraten lassen. Aufwendige Schienenanpassungen und Vermessungen sind für die Mehrzahl der Patienten nicht erforderlich und führen häufig zu hohen Behandlungskosten.

Mit einer kleinen farbigen Markierung im Haushalt oder am Arbeitsplatz können sich Betroffene selbst immer wieder daran erinnern, darauf zu achten, dass die Zähne nicht aufeinandergepresst werden, und Übungen zur Anspannungsreduktion in den Alltag einbauen.

Ergänzend sinnvoll können eine Beurteilung und Beratung durch einen Physiotherapeuten sein. Zudem sind Anleitungen zu Eigenmassagetechniken erhältlich, ggf. kann auch gezielt eine manualtherapeutische Behandlung versucht werden. Bei einem Teil der Betroffenen ist die Muskulatur so angespannt, dass auch die Mundöffnung vermindert ist und über einige Zeit Dehnübungen für die Muskulatur durchgeführt werden müssen. Die Mitbeachtung der Myoarthropathie der Kaumuskulatur/kraniomandibulären Dysfunktion entwickelt sich bei Kopfschmerzpatienten zunehmend zu einem wichtigen Diagnose- und Therapiebestandteil.

Service

Adressen und Links ins Internet

Webpage der Deutschen Migräne- und Kopfschmerzgesellschaft: http://www.dmkg.de

Webpage des Westdeutschen Kopfschmerzzentrums an der Universitätsklinik Essen: http://www.westdeutsches-kopfschmerzzentrum.de

Webpage der Migräne- und Kopfschmerzklinik Königstein: www.migraene-klinik.de

Webpage des Oberbayerischen Kopfschmerzzentrums am Universitätsklinikum München Großhadern: http://www.klinikum.uni-muenchen.de/Klinik-und-Poliklinik-fuer-Neurologie/de/Klinik/Neurologische_Poliklinik/Kopfschmerz_-_Ambulanz/index.html

Webpage des Mitteldeutschen Kopfschmerzzentrums am Universitätsklinikum Jena: www.mkj.uniklinikum-jena.de/

Webpage der Schmerzklinik Kiel: http://www.schmerzklinik.de/

Webpage der Internationalen Kopfschmerzgesellschaft mit der deutschen Version Klassifikation von Kopfschmerzerkrankungen: http://ihs-classification.org/de; http://www.ihs-headache.org/

Webpage der Psychotherapeutenkammer mit ihren einzelnen Kammern: http://www.psychotherapeutenkammer.de

Webpage der Deutsche Migräneliga, Selbsthilfeorganisation: http://www.migraeneliga-deutschland.de

Homepage der Selbsthilfeorganisation für Clusterkopfschmerzpatienten (CSG e.V.):
http://clusterkopf.de/

Webpage mit Informationen zum Clusterkopfschmerz:
http://www.ck-wissen.de

Stichwortverzeichnis